J'ARRÊTE LE SUPERFLU !

Groupe Eyrolles
61, bd Saint-Germain
75240 Paris Cedex 05

www.editions-eyrolles.com

La collection « J'arrête de... » est dirigée par Anne Ghesquière, fondatrice du magazine FemininBio.com, pour mieux vivre sa vie !

Dans la même collection :

J'arrête de râler, Christine Lewicki

J'arrête de stresser, Patrick Amar et Silvia André

J'arrête de râler sur mes enfants (et mon conjoint), Christine Lewicki et Florence Leroy

J'arrête de (me) juger, Olivier Clerc

J'arrête d'être débordée, Barbara Meyer et Isabelle Neveux

Dessins originaux : Nathalie Jomard

Création de maquette : Hung Ho Thanh

Mise en pages : STDI

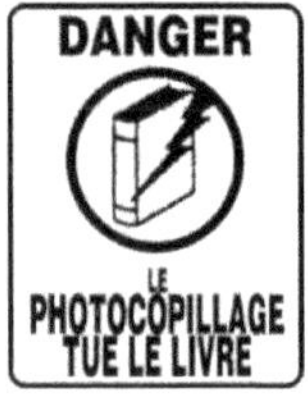

ISBN : 978-2-212-55809-8

Joanne Tatham

J'ARRÊTE LE SUPERFLU !

21 jours pour en finir avec le toujours plus !

EYROLLES

À Julien, mon mari, ma force et ma source d'inspiration.

À Florence, Myriam et Emmanuelle, mes précieuses et fidèles amies.

À ma mère, sans laquelle rien n'aurait été possible.

Votre soutien inconditionnel et votre amour me sont indispensables !

Sommaire

Introduction

Bien que n'ayant pas été élevée dans un milieu aisé, je n'ai manqué de rien. Avec le recul, j'irai même jusqu'à dire que j'ai grandi dans une certaine abondance. J'ai toujours eu de quoi jouer, manger et m'habiller correctement. Je pense que pour ma mère, il était important d'avoir en permanence des réserves et d'être tout le temps « bien mise »… À tel point que, lorsque je partais en colonie de vacances, fermer ma valise relevait de l'épreuve olympique ! Au-delà de l'équipement de base, je devais être parée à toute éventualité. Il fallait non seulement avoir ce dont j'aurais réellement besoin, mais un peu (beaucoup ?) plus encore « au cas où ».

Ces habitudes ne m'ont pas quittée en grandissant, d'autant que j'étais une jeune fille peu sûre d'elle. Or, comment parvenir à se sentir « intégrée », « cool », « jolie », « dans le coup » lorsqu'il nous manque l'essentiel, à savoir la confiance en soi ? En usant d'artifices pour « faire comme si » l'on était comme les autres…

Par chance, ma mère avait la sagesse de ne pas céder à toutes mes envies, mais une fois devenue indépendante, je n'avais plus besoin de personne pour les satisfaire.

Ah… Quel bonheur de gagner sa vie pour enfin pouvoir acheter ce que bon nous semble ! Tout le nécessaire pour être « meilleure » était finalement à ma portée, et je n'ai pas hésité longtemps avant d'en profiter.

Tout y est passé ou presque : des vêtements, bien entendu, aux différents gadgets high-tech. Avec plus ou moins de conséquences sur la santé de mon compte en banque !

Si j'ai rarement eu à regretter un achat informatique, cela a très souvent été le cas des tenues, chaussures et autres accessoires de mode. Leur faible investissement financier autorisant peu de réflexion, et les produits étant disponibles en abondance partout où mes pas me menaient, j'achetais régulièrement sur un coup de tête, parce que c'était joli, parce qu'il me fallait être habillée pour toutes les occasions, parce que j'avais quelque chose à fêter, parce que j'avais eu une mauvaise journée… Consommer, posséder des choses, c'était la réponse à presque tout, et cela n'avait rien d'anormal : la plupart de mes amis et collègues se faisaient également plaisir en faisant l'acquisition d'objets ou de vêtements !

J'ai continué de cette façon durant des années sans que cela ne me pose plus de problèmes que cela, même si j'avais bien conscience que quelque chose n'allait pas. Acheter sans la moindre réflexion des choses que je pouvais n'utiliser qu'une fois, voire jamais, ou que j'oubliais au fond d'un placard au point de racheter la même pièce plusieurs fois… Quelque chose me gênait, sans que je parvienne à identifier quoi.

Ce n'est que lorsque j'ai eu l'occasion de rencontrer des personnes dans des situations financières catastrophiques, les empêchant de consommer comme bon leur semblait, que j'ai pu mettre le doigt sur ce qui me « chatouillait ».

Ce point, c'était que l'on nous faisait gober des mensonges depuis toujours. En achetant des choses, nous ne répondions pas à nos propres besoins, mais à ceux qui avaient été créés pour nous à grand renfort de campagnes d'affichage et de spots publicitaires.

Je voyais des femmes persuadées qu'elles ne seraient pas aimées de leurs amis si elles ne pouvaient les accueillir en grande pompe chez elles, ou leur offrir de coûteux cadeaux. Je les entendais parler de ce vide qu'elles cherchaient à remplir dans leur vie en faisant l'acquisition de nouveaux objets. Et parfois, je me reconnaissais en elles.

C'est à ce moment-là que j'ai pris conscience qu'en réalité, tout ce que je possédais ne me rendait pas meilleure, mais m'oppressait. J'étouffais sous le poids de ces choses qui encombraient mon appartement… et mon esprit ! Au lieu de me permettre de m'élever, elles me plombaient, me retenaient au sol. Leur emprise était invisible, mais bien présente : ne plus savoir où ranger, ne pas savoir quoi utiliser, ne pas savoir quoi porter, ne pas pouvoir faire la poussière facilement… Tant de contraintes derrière l'illusion du bonheur par la consommation ! Car finalement c'était ça, le problème : je pensais que l'acquisition d'objets contribuait à mon bien-être, alors qu'elle accentuait mon stress. Or, je ne suis heureuse que lorsque je me sens sereine. Elle était donc là, la faille !

C'est cette prise de conscience qui m'a poussée à m'intéresser à la simplicité et à partager mes réflexions et découvertes sur mon blog www.Vie-Simple.fr. Il m'aura fallu encore un peu de temps avant de passer à l'action, mais en novembre 2010, je décidais de me lancer un premier défi : celui de me séparer d'un objet par jour pendant 30 jours.

Cette expérience, relatée sur mon blog et les réseaux sociaux, m'a permis, pour une fois dans ma vie, de faire face à mes véritables désirs et d'examiner mes affaires dans le détail, jusqu'au plus petit objet.

Enfin, je cessais de m'adapter aux choses… C'était à leur tour de s'accorder à moi et à mes besoins. À chaque objet parti, je me sentais un peu plus légère, un peu plus libre.

Ce premier défi a été tellement enrichissant, que j'ai décidé de pousser un peu plus loin l'expérience en m'en fixant un second en janvier 2011 : limiter ma garde-robe à 33 pièces pendant 3 mois (Projet 333). Ce challenge, initialement créé par la blogueuse américaine Courtney Carver, n'a pas été facile à relever (j'ai d'ailleurs pris quelques libertés en cours de route), mais m'a permis une fois de plus d'y voir plus clair dans mes envies et mes besoins, avec le soutien de mes proches, ainsi que des lecteurs de mon blog.

Ayant eu l'occasion de constater que nombreux sont celles et ceux qui, sans nécessairement vouloir devenir minimalistes extrêmes, ressentent le besoin de faire un peu le vide dans leur vie, l'écriture d'un livre dans la continuité de mon blog est apparue comme étant la meilleure façon d'encourager le plus grand nombre de personnes possible dans cette démarche, en leur faisant bénéficier de mon expérience.

Si vous lisez ces lignes, c'est sans doute que, vous aussi, vous aimeriez reprendre le contrôle de votre vie et être à votre écoute en ne laissant personne d'autre que vous-mêmes décider de vos besoins. Je vous propose de me laisser vous guider sur cette voie.

Ce livre est conçu comme un programme personnel de 21 jours destiné à vous aider à effectuer des changements progressifs dans votre vie. Quotidiennement, vous serez amené à effectuer des exercices, à poser des actes concrets, et à dresser un bilan des actions menées.

Profitez de ces trois semaines pour vous focaliser sur vous et vos besoins. Bien qu'il vous soit possible de suivre le programme à plusieurs, l'objectif n'est pas de pousser votre entourage à vous accompagner, mais de suivre un cheminement personnel.

La première semaine sera pour vous l'occasion d'entrer dans le vif du sujet et d'adopter le bon état d'esprit pour vous prendre en main en libérant votre temps et votre énergie. La seconde semaine vous emmènera vers plus de concret et vous fera poser les bases d'un vrai changement en vous attaquant à vos possessions matérielles. La troisième semaine sera l'occasion de repartir sur des bases saines pour consolider durablement votre transformation.

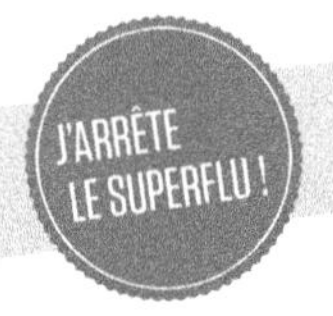
J'ARRÊTE
LE SUPERFLU !

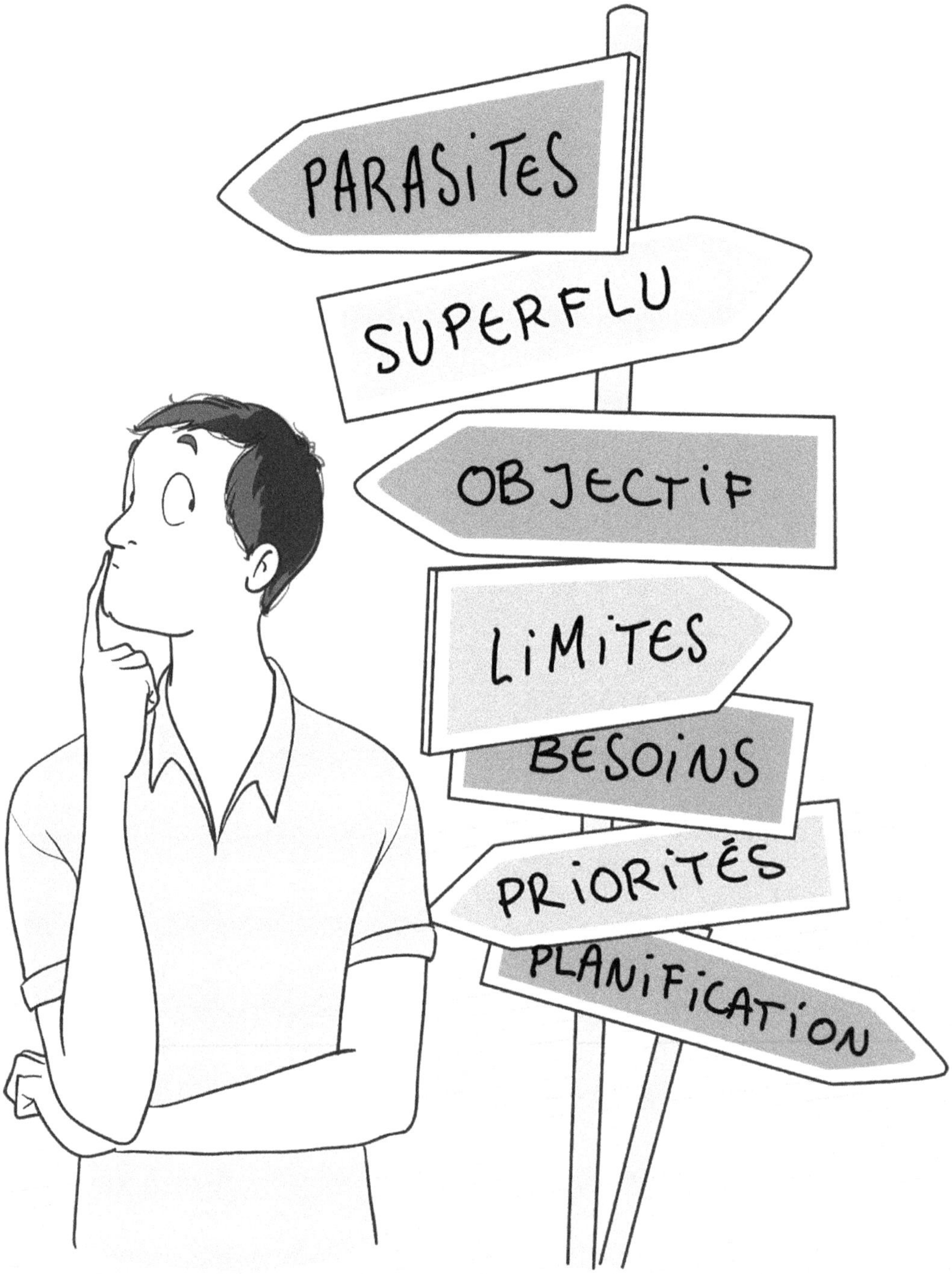

PARASITES
SUPERFLU
OBJECTIF
LIMITES
BESOINS
PRIORITÉS
PLANIFICATION

SEMAINE 1

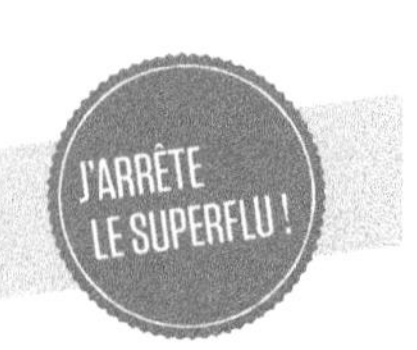

JOUR 1

Je prends conscience de ce qu'est le superflu

Entamer un changement nécessite au préalable une prise de conscience. Elle est le moteur indispensable de toute transformation. Le fait même que vous lisiez ce livre montre que vous souhaitez apporter des modifications à votre vie, certainement parce que celle-ci ne vous convient plus en l'état. C'est un bon début, qui vaut la peine d'aller un peu plus loin.

Vous souhaitez donc vous débarrasser du superflu, mais avez-vous pleinement conscience de ses différentes facettes et de l'étendue de ses conséquences ? Je vous propose aujourd'hui d'en déterminer les contours afin de peut-être mettre en lumière différents aspects de votre vie que vous n'aviez pas examinés jusqu'ici.

Qu'est-ce que le superflu ?

Tout le monde s'accordera à dire que c'est ce qui n'est pas indispensable. Mais on peut aller plus loin en disant qu'il s'agit de ce qui n'est pas absolument nécessaire à la satisfaction des besoins essentiels.

Voilà qui nous donne une idée un peu plus précise... Encore faut-il savoir de quels besoins il est question. Si l'on observe notre société, que l'on examine le plus en détail possible la vie des personnes de notre entourage, il ne faut pas plus de deux minutes pour s'apercevoir que nous vivons à peu près tous dans le superflu, pour ne pas dire qu'il prend finalement une trop grande place dans notre vie. Cela voudrait-il dire que pour reprendre sa vie en main, il serait nécessaire de la modifier entièrement ? Fort heureusement, ce n'est pas le cas, à moins que ce ne soit votre désir profond !

Pour nous aider à déterminer ce qui est réellement superflu, nous pouvons nous appuyer sur la pyramide des besoins de Maslow. Cette pyramide, hiérarchisant les besoins humains, a été développée par le psychologue Abraham Maslow dans les années 1940.

Elle se découpe ainsi, de la base au sommet, sachant qu'avant de chercher à satisfaire les besoins d'un niveau donné, nous veillons à satisfaire ceux du niveau précédent :

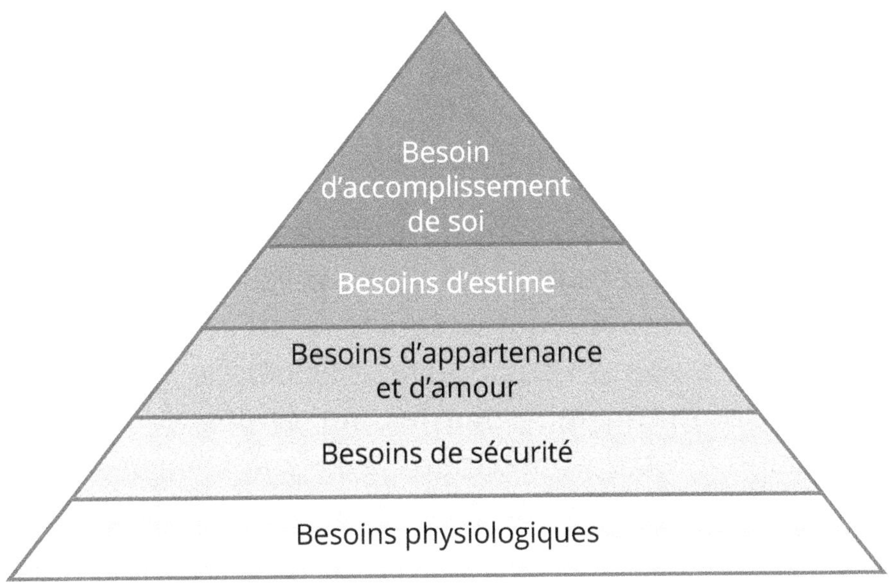

- besoins physiologiques (faim, soif, sexualité, respiration, sommeil, élimination) ;
- besoins de sécurité (environnement stable et prévisible, sans anxiété ni crise) ;
- besoins d'appartenance et d'amour (affection des autres) ;
- besoins d'estime (confiance et respect de soi, reconnaissance et appréciation des autres) ;
- besoin d'accomplissement de soi.

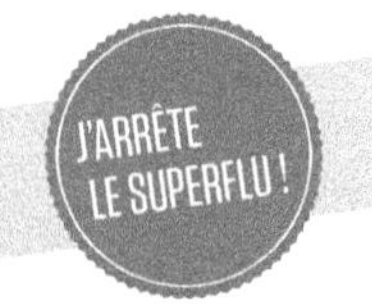

Selon vous, à quel niveau se situent les objets que vous possédez ? À quels besoins répondent-ils ?

Si je vous invite à répondre à ces questions, c'est parce qu'il n'y a, à mon sens, pas de réponse universelle. D'une part, parce que nos biens ne servent pas tous les mêmes intérêts, et d'autre part parce que nous avons tous une histoire différente.

Comme évoqué en introduction, je manquais cruellement de confiance en moi lorsque j'étais jeune fille. Avoir une garde-robe variée me permettait de faire croître cette confiance, mais pouvait également être un moyen de combler un besoin d'appartenance et d'amour. Cependant, cette même garde-robe aurait pu combler un besoin d'accomplissement si elle m'avait permis de servir les intérêts d'une compagnie de théâtre amateur dont j'aurais fait partie.

Vous l'aurez compris, vous pouvez parfaitement faire l'acquisition d'objets pour des raisons tout à fait différentes de vos proches, et ainsi combler des besoins différents.

Ce sur quoi il me semble important d'insister, c'est qu'il y a une différence entre les besoins et les outils utilisés pour les satisfaire. Être aimé est un besoin. Pour le satisfaire, de nombreuses possibilités s'offrent à vous : vous pouvez décider de vous intéresser au même style de musique que les personnes dont vous cherchez l'affection, ou bien opter pour le même style vestimentaire qu'elles, ou encore être simplement vous-même et leur permettre de faire votre connaissance.

Une personne âgée de 20 ans vivant dans une grande ville n'a pas forcément besoin d'une voiture. En revanche, elle peut avoir besoin qu'on la respecte, et penser qu'en possédant une voiture, son besoin sera satisfait. Cette voiture est donc un outil, qui pourrait tout aussi bien lui permettre de satisfaire un besoin d'amour, ou de sécurité.

Le fait qu'il s'agisse d'un simple outil ne rend pas l'objet « mauvais » ou indésirable. Après tout, si cette personne utilise régulièrement

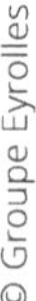

sa voiture, c'est peut-être parce qu'elle lui est utile pour autre chose que la satisfaction de son besoin de respect ! En revanche, si elle n'utilise cette voiture que deux fois par an, on est en droit de se demander si elle n'est pas superflue. En effet, non seulement elle ne répond pas à un besoin essentiel, mais elle n'a aucune utilité, et de toute évidence ne procure aucun plaisir particulier.

Une fois établi que ce que nous possédons ne correspond pas forcément à des besoins, mais à des outils, observons les effets de ces outils lorsqu'ils ne servent aucun besoin spécifique, ou qu'ils sont trop nombreux à servir le même besoin, comme cela peut être le cas la plupart du temps.

Que ressentez-vous lorsque vous observez une armoire débordant de vêtements, ou une bibliothèque menaçant de s'écrouler sous le poids de livres qui ne peuvent tous y être correctement rangés ?

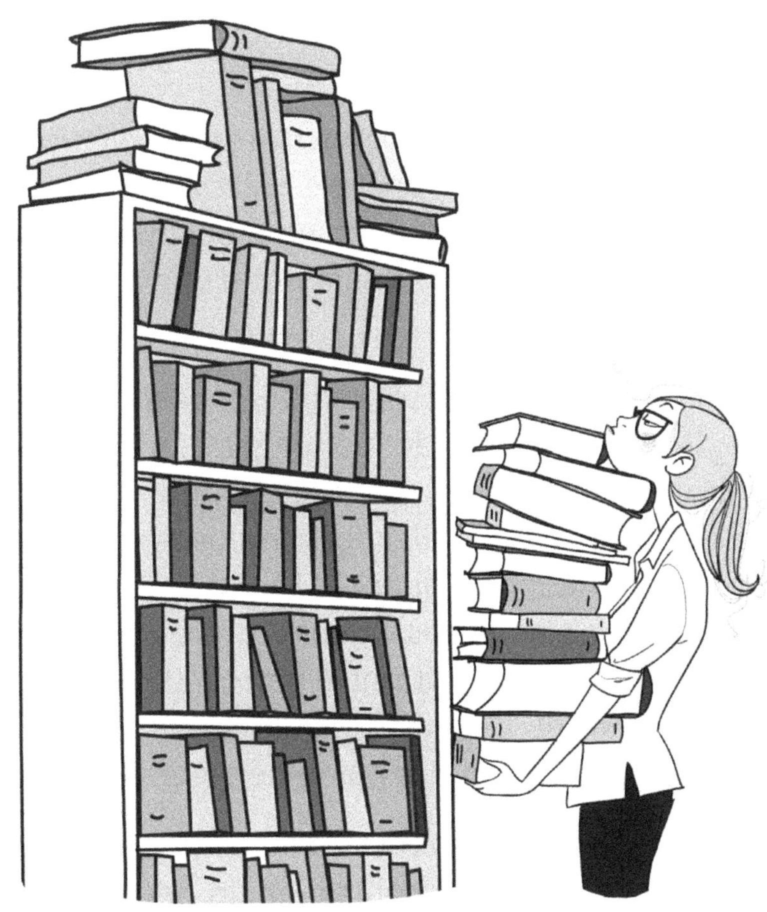

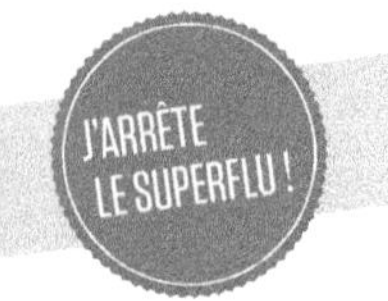

Cette fois encore, il n'y a pas de réponse universelle. Toutefois, voici les réponses les plus fréquemment données à cette question :

- fatigue ;
- découragement ;
- stress ;
- oppression.

Autrement dit, cette accumulation vide son auteur de son énergie positive. Cela signifie-t-il pour autant que tout le contenu de votre armoire ou de votre bibliothèque est superflu ? Non. Mais c'est là, dans tous les espaces de rangement, qu'il se cache, lorsqu'il n'est pas tout simplement sous votre nez, à la vue de tous, mais parfaitement ignoré et fondu dans le décor.

On pourrait penser que le superflu se limite aux possessions matérielles. Pourtant, rien n'est plus faux : il concerne également nos activités et nos relations, qu'elles soient professionnelles ou personnelles.

Comme pour les objets, certaines activités ou relations ont tendance à nous pomper notre énergie. Elles sont pour la plupart faciles à reconnaître, puisqu'elles ne nous procurent pas de plaisir, et parfois même s'accompagnent d'une forme de malaise (physique ou psychologique).

La plus grosse difficulté, c'est qu'à la différence de nos possessions matérielles, il est impossible de les ranger dans un placard pour les y oublier. Il est difficile de s'en dégager, non seulement parce qu'il s'agit pour la plupart d'obligations imposées, mais aussi parce que nous craignons les conséquences liées à leur abandon. Que se passerait-il si nous n'allions pas déjeuner tous les dimanches chez nos beaux-parents ? Que dirait notre patron si nous décidions de quitter le bureau avant 19 heures ? Que penserait notre meilleur ami si nous ne venions pas l'aider à déménager aux aurores ?

Dans certains cas, les conséquences d'un changement de comportement peuvent être graves : contrarier un peu trop son patron

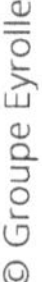

peut conduire à une situation épineuse au travail, voire nous pousser vers la sortie… ce qui mettrait en danger notre besoin de sécurité. Dans d'autres cas, bien que les conséquences soient très différentes, nous pouvons préférer ne pas prendre de risque, car oui, nous avons besoin d'être aimés, et c'est pour cette raison que nous faisons plaisir aux autres, alors que nous n'en avons pas réellement envie, même si nous nous en plaignons en privé.

Une question d'équilibre

Vous pensez peut-être que faire quelque chose qui ne nous plaît pas n'est pas bien grave, d'autant que cela nous permet de satisfaire un besoin. Vous avez raison. Mais que feriez-vous si vous quittiez régulièrement votre travail plus tôt ? Vous satisferiez sans doute un autre besoin, peut-être un besoin d'appartenance en passant du temps avec vos proches, ou bien un besoin d'accomplissement en pratiquant une activité sportive, culturelle ou bénévole dans laquelle vous vous épanouissez.

En observant la pyramide de Maslow, on peut penser qu'il est plus important de satisfaire un besoin de sécurité que de satisfaire un besoin d'accomplissement. Ce n'est pas entièrement faux, mais il convient de nuancer cette interprétation. En effet, dans les sociétés occidentales, la grande majorité de la population a déjà satisfait, même partiellement, les besoins de base. À ce stade, il devient donc important de maintenir un équilibre.

En ce qui me concerne, cette recherche d'équilibre est au cœur de mon cheminement personnel, car si mon besoin de sécurité est satisfait, mais que mes besoins d'appartenance, d'estime ou d'accomplissement ne le sont pas, je sais que je ne pourrai pas être heureuse. Peut-être est-ce également votre cas ?

Le problème, c'est que les journées ne comptent que 24 heures, nombre que l'on peut réduire à 16 si l'on part du principe que l'on passe 8 heures au lit. Sur ces 16 heures, l'idéal est de satisfaire

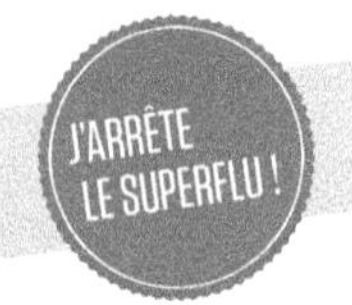

la plupart de nos besoins. Et c'est tout à fait possible, même en travaillant 8 heures par jour.

Malheureusement, ce n'est pas toujours le cas. Par exemple, si vous travaillez depuis chez vous et êtes relativement isolé dans le cadre de votre activité, vous ne satisferez probablement pas votre besoin d'appartenance par ce biais, même si vos besoins de sécurité, d'estime, et d'accomplissement le sont. De même, un travail qui ne met pas à profit tous vos talents ne vous permettra sans doute pas de vous accomplir. Vous devrez donc chercher des moyens de satisfaire ces besoins en dehors du cadre de votre travail.

Et quand bien même tous vos besoins seraient satisfaits pendant les heures de bureau, il se peut qu'ils ne le soient pas entièrement, ou pas d'une façon qui vous convienne. Oui, vous vous sentez parfaitement accompli dans votre travail, mais vous avez aussi d'autres centres d'intérêt et talents que vous avez envie, voire besoin, d'exploiter ! Oui, vous êtes aimé de votre patron et de vos collègues, mais vous avez aussi certainement besoin de l'amour de vos proches !

Nous en revenons donc à l'équilibre : entre répondre aux besoins des autres et répondre à ses propres besoins, tout comme entre les différentes façons de répondre à ces besoins. Pour le trouver, il faut donc être en mesure de réduire le temps passé à pratiquer des activités qui ne comblent aucun de nos besoins, ou identifier d'autres moyens de le faire.

Certes, vivre sans cet équilibre est tout à fait possible. Là encore, il n'y a pas mort d'homme. Mais comment vous sentez-vous lorsque la satisfaction de vos besoins est déséquilibrée ?

Parmi les réponses les plus fréquemment données, on retrouve :

- frustration ;
- agitation ;

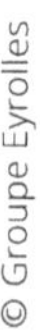

- lassitude ;
- stress.

Une fois de plus, on note donc une disparition de l'énergie positive, pour laisser la place à de l'énergie négative. On a connu mieux pour avoir une vie sereine, n'est-ce pas ?

La bonne nouvelle, c'est qu'il n'est pas si difficile de rééquilibrer ces énergies. Mais bien entendu, cela demande un peu de travail. Et vous allez pouvoir commencer dès aujourd'hui en répondant aux questions du bilan qui suit !

☑ Bilan du jour et planification

- Qu'est-ce que cette lecture m'a appris ?

....

....

....

- Comment est-ce que je ressens mon envie de changer ?

....

....

....

- Qu'est-ce que je souhaite faire dans un avenir très proche ?

....

....

....

JOUR 2

Je dresse un état des lieux et détermine mon objectif

Si la plupart des gens ressentent souvent des sentiments négatifs vis-à-vis du superflu, qu'il soit matériel ou non, il est en revanche beaucoup plus difficile d'en identifier la juste proportion, qui permettrait à toutes et à tous d'avoir une vie plus sereine et harmonieuse.

Nous avons tous des besoins similaires, certes, mais comme nous l'avons vu précédemment, chacun préférera les satisfaire différemment selon ses aspirations.

C'est pour cette raison que ce livre n'a pas vocation à vous dire ce que vous devez faire, mais davantage à vous guider dans vos réflexions de façon à ce que vous puissiez appliquer des techniques éprouvées en les adaptant à vos propres besoins, envies et plaisirs.

Mais avant d'entrer au cœur du processus de transformation, il est important de savoir où vous en êtes, et où vous voulez aller. Pour cela, vous allez dans un premier temps dresser un état des lieux, puis déterminer un objectif.

Quelques questions à propos des choses que vous possédez

Répondez aux questions suivantes. Si la réponse est « oui », n'hésitez pas à la détailler si vous le pouvez. Il ne s'agit pas d'être parfaitement exhaustif, notez simplement ce qui vous vient à l'esprit.

- Possédez-vous des vêtements qui ne vous vont plus ou que vous n'avez pas portés depuis un an ?

....

....

....

- Avez-vous des difficultés à garder un intérieur propre et bien rangé ?

....

....

....

- Possédez-vous des objets cassés ou qui ne sont plus en état de fonctionnement ?

....

....

....

- Manquez-vous d'espaces de rangement au point de devoir ranger certaines choses sous votre lit ou dans les recoins de votre maison ou appartement ?

....

....

....

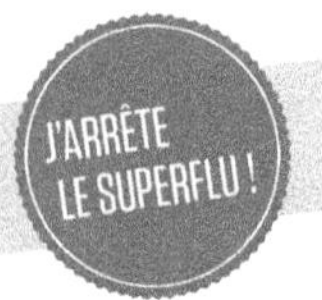

- Avez-vous du mal à retrouver ce que vous cherchez ?

....

....

....

- Possédez-vous des objets en double ?

....

....

....

- Possédez-vous des objets dont vous ne savez pas quoi faire ?

....

....

....

- Avez-vous tendance à garder certaines choses « au cas où », ou par flemme de les mettre en vente ou de les donner ?

....

....

....

La roue des domaines de vie

Passons à présent à l'usage que vous faites de votre temps. Nous allons pour cela utiliser la roue des domaines de vie, qui trouve ses origines dans le bouddhisme, et est désormais un outil couramment utilisé en coaching. Dans la roue ci-dessous, le centre correspond à 0, et le bord extérieur à 100 %. Identifiez le temps que vous accordez à chaque domaine de votre vie en remplissant chaque section à proportion de la réalité.

Attention : la vie personnelle correspond au temps que vous vous consacrez à vous seul. Cela peut être faire du sport, aller chez l'esthéticienne, lire, peindre (si ce n'est pas votre métier, bien sûr !)...

Ma roue initiale

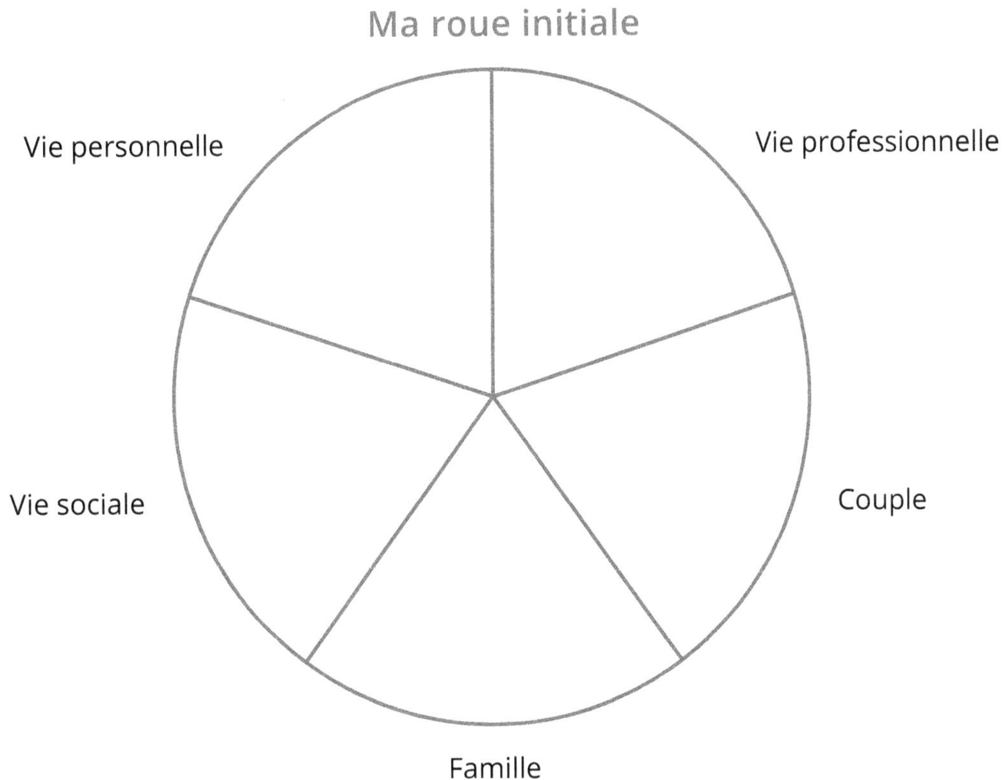

Maintenant, faites la même chose dans la roue ci-dessous, en indiquant cette fois les proportions idéales à vos yeux.

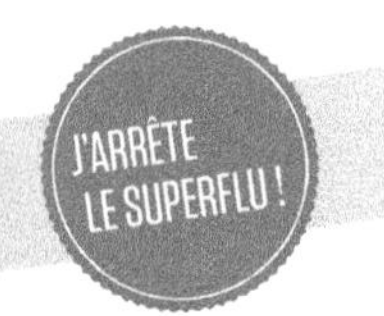

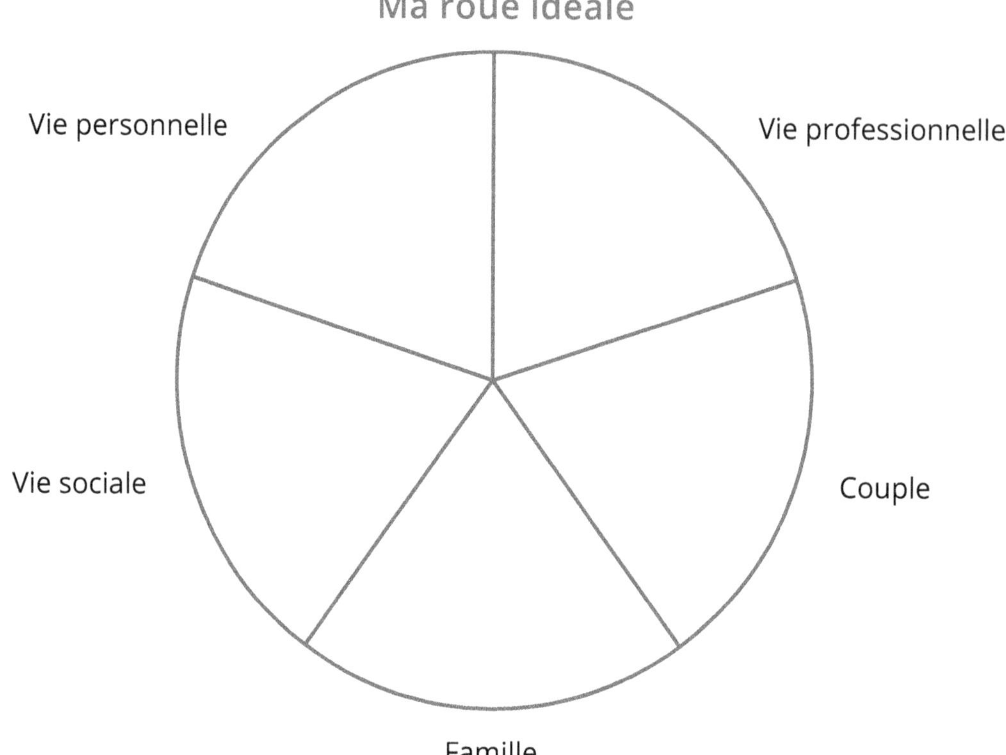

Si la première roue est différente de la seconde, il est grand temps de changer les choses. L'exercice qui suit va vous permettre d'amorcer ce changement.

Identification de vos parasites

Si les deux précédents exercices permettent de débroussailler le terrain, il s'agit ici d'entrer plus dans les détails en identifiant ce qui parasite vraiment votre sérénité, qu'il s'agisse de vos affaires, de vos activités ou de vos relations.

Dans le cadre de cet exercice, un parasite correspond à quelque chose qui vous vide de votre énergie positive, et sur laquelle vous pouvez avoir une action (ces deux conditions doivent être réunies).

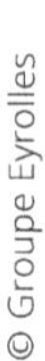

Dans un premier temps, listez 50 choses, petites ou grandes, que vous subissez dans votre vie dans les domaines suivants (si cela peut vous aider, reportez-vous aux deux exercices précédents) :

- votre lieu de vie et vos biens (ce qui ne vous convient pas chez vous) ;
- vos relations avec votre entourage (leurs comportements, demandes, ou attentes qui vous pèsent et votre façon d'y répondre…) ;
- votre vie professionnelle (des relations houleuses avec vos collègues, les tâches pénibles que vous devez accomplir ou les conditions dans lesquelles vous devez le faire…) ;
- votre vie personnelle (vos loisirs, ce que vous faites pour vous…) ;
- tout ce qui n'entre pas dans l'un de ces domaines, mais qui vous semble important.

Prenez vraiment le temps d'examiner ces différents domaines : cela vous permettra de recueillir des informations très précieuses !

Le nombre de parasites qu'il vous est demandé de lister vous semble peut-être énorme, mais cela vous permettra d'entrer véritablement dans les détails et de ne pas vous limiter. Qu'il s'agisse de grandes ou de petites choses, tout ce qui transforme votre énergie positive en énergie négative doit être noté ! Vous verrez plus tard comment inverser la tendance.

Fermez ce livre, et revenez-y lorsque vous aurez terminé votre liste.

Votre liste est prête ? Parfait ! Vous allez maintenant la passer au crible.

Relisez les parasites que vous avez identifiés. Prenez chaque item de la liste, et posez-vous les questions suivantes :

- Qu'est-ce que cela m'apporte (bénéfices) ?
- Qu'est-ce que cela me coûte (coûts directs et indirects) ?
- Qu'est-ce que je gagnerais à changer la situation (gains recherchés) ?

Peut-être avez-vous tiqué en lisant la première question. Cela peut en effet vous paraître étrange, et pourtant : lorsqu'on subit quelque

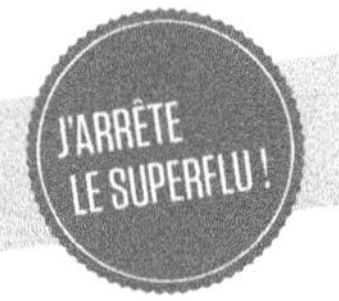

chose que l'on pourrait changer, il est tout à fait possible que cela nous apporte quelque chose, comme la satisfaction d'un besoin.

Pour reprendre un exemple cité précédemment, déjeuner chez vos beaux-parents chaque dimanche vous prend peut-être toute votre énergie, mais vous permet par exemple de satisfaire un besoin d'appartenance et d'affection. Si c'est pour vous le meilleur moyen de satisfaire ce besoin, les aspects négatifs passeront finalement au second plan, et vous vous en accommoderez.

Il est fort possible que vous ayez du mal à identifier ce qu'un parasite pourrait bien vous apporter. Ne vous laissez pas effrayer par la difficulté de la tâche ! Au besoin, faites appel à votre imagination, et demandez-vous ce que quelqu'un d'autre pourrait répondre.

De la même façon, si les coûts directs sont faciles à identifier, les coûts indirects sont souvent bien cachés, mais peuvent à long terme coûter cher. Une fois de plus, si vous avez du mal à trouver les coûts cachés d'un parasite, mettez-vous à la place de quelqu'un d'autre !

Pour finir, reportez vos parasites et vos réponses dans le tableau ci-dessous.

Tableau des parasites

Parasite	Bénéfices	Coûts directs	Coûts indirects	Gains recherchés

Une fois fait, vous avez toutes les cartes en main pour décider si oui ou non, vous souhaitez changer les choses.

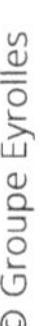

Ce chapitre ne serait pas complet si nous nous arrêtions ici. En effet, il manque un élément indispensable pour mettre toutes les chances de votre côté : définir votre objectif. Parce que même avec toute la bonne volonté du monde, vous aurez du mal à rester motivé sur la durée.

Pour vous y aider, faites l'exercice qui suit.

Détermination de votre objectif

Répondez aux questions suivantes :

- Pourquoi désirez-vous dire adieu au superflu ?

....

....

....

- Qu'est-ce que cela vous permettra de faire, de vivre, de ressentir, d'être ?

....

....

....

En ce qui me concerne, pour vous donner un exemple, ce qui m'a poussée à vouloir me débarrasser du superflu, c'est le désir de me sentir un peu plus libre de mes mouvements, d'être plus détendue, d'avoir enfin le sentiment de ne pas perdre mon temps, et surtout de me sentir « alignée », à ma place.

Si vous avez du mal à identifier un objectif général, vous pouvez vous appuyer sur le tableau que vous avez rempli précédemment :

la colonne « gains recherchés » vous donnera de bonnes indications de ce vers quoi vous voulez aller.

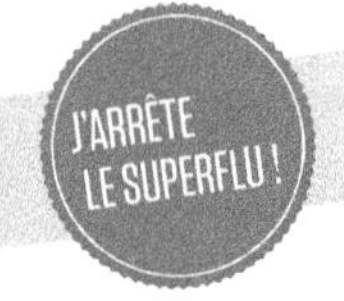

Personnellement, je remplis ce tableau une ou deux fois par an, et j'aime l'accrocher au mur au-dessus de mon bureau pour pouvoir y jeter un œil régulièrement. Je vous recommande vivement de faire de même : cela permet de garder à l'esprit les différents sous-objectifs qui permettront d'atteindre l'objectif global, et surtout de rayer au fur et à mesure ce qui a été accompli.

N'hésitez pas à accrocher au mur également cet objectif : il est votre priorité ! De cette façon, vous vous verrez progresser tout en ayant une vision des étapes intermédiaires, ce qui permet de ne pas être effrayé devant l'ampleur de la tâche. Car, soyons honnêtes, être sereine et « alignée », cela peut être le travail de toute une vie ! Mais n'ayez pas peur, vous pouvez atteindre votre objectif, et ce tableau vous aidera à y parvenir.

☑ Bilan du jour et planification

- Qu'est-ce que j'ai découvert aujourd'hui ?

....

....

....

- Qu'est-ce que cela m'a apporté de positif (citez au moins trois choses) ?

....

....

....

- Comment est-ce que je me sens ?

....

....

....

JOUR 3
Je pose mes limites

Avoir un objectif, c'est bien ; connaître ce qui se cache derrière, c'est merveilleux, mais si c'était aussi facile, ça se saurait !

Désolée de vous l'apprendre aussi brutalement, mais le travail que vous entamez risque de nécessiter plus ou moins de discipline. Oui, vous allez devoir être droit, le regard fixé vers l'avenir, et ne pas tomber dans les pièges tendus par votre environnement, ou vous-même.

Pour ne pas tomber dans ces pièges, la discipline est un outil utile. Mais je n'aime pas ce mot, qui sonne comme une contrainte, au même titre que les obligations... Je ne sais pas pour vous, mais pour moi, il ne fonctionne pas ! Il est au contraire le meilleur moyen de me faire partir dans la direction opposée !

Respecter ses besoins

Alors comment allez-vous « y arriver » ? En vous focalisant sur vos besoins.

Ce que je vais vous dire semble être un non-sens absolu, mais la plupart d'entre nous ont un réel problème à être concentrés sur leurs besoins, et à les écouter. Combien sommes-nous à régulièrement sortir de table le ventre bien trop plein ? Combien sommes-nous à nous coucher trop tard tout en sachant pertinemment manquer de sommeil ?

Il y a bien évidemment des centaines d'exemples comme ceux-ci ; exemples qui, s'ils ne vont pas tous jusqu'à nous gâcher la vie, ne font pas grand-chose pour l'améliorer.

Ce n'est pas forcément évident de se pencher sur ses besoins : nous n'avons pas tous été éduqués pour les entendre, et encore moins pour les écouter. Nous pouvons avoir des résistances, penser qu'il y a plus important, un « plus important » qui se situe à l'extérieur de nous, qui a été décidé, sans que nous en ayons conscience, par d'autres que nous.

Pourquoi devriez-vous être à l'écoute de vos besoins ? Tout simplement parce que ne pas les satisfaire ne les fait pas disparaître.

Mais quels sont-ils ? Comment les identifier ? Par chance, vous avez déjà entamé ce travail de réflexion puisque vous avez fait un état des lieux (voir p. 19), fait un point rapide sur ce que vous souhaiteriez (voir p. 20), et identifié ce qui vous parasite (voir p. 22). Vous voyez, vous avez déjà fait une grande partie du chemin !

Identification de vos besoins

Cette étape vise donc à identifier clairement ce dont vous avez besoin, en vous appuyant sur les exercices précédents.

Répondez aux questions suivantes :

- Pourquoi voudriez-vous organiser votre temps différemment ? Quel besoin cela viendrait-il combler ?

....

....

....

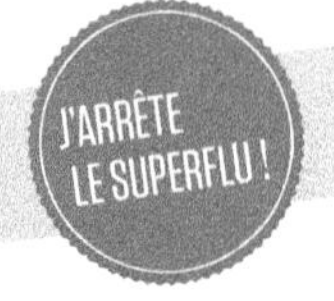

- Quels besoins vos parasites vous empêchent-ils de combler ? Il se peut que la réponse corresponde à la case « gains recherchés » (voir p. 22), si ce n'est pas le cas, creusez encore :

....

....

....

- En ne laissant pas la situation en l'état, et en gagnant ce qui se trouve dans la colonne « gains recherchés », quels besoins allez-vous satisfaire ?

....

....

....

- Enfin, évaluez, pour chaque transformation à effectuer, la distance qui, selon vous, vous sépare de votre objectif. Combien de pas, d'actions, ou d'étapes vous faudra-t-il pour l'atteindre ?

....

....

....

Engagez-vous envers vous-même

Ce livre ne nécessite pas que vous rendiez des comptes à qui que ce soit, si ce n'est vous-même. Il s'agit ici de vous engager à vous concentrer sur vos besoins.

Pour cela, je vous propose de rédiger un court contrat, que vous serez le seul à signer. Cela vous permettra de réaffirmer votre désir de changement.

Exemple : « Par la présente, moi, Joanne, je m'engage à consacrer les 21 jours à venir à écouter et respecter mes besoins. Je ferai tout ce qui est en mon pouvoir pour être honnête envers moi-même comme envers autrui afin de découvrir mes véritables besoins. »

Signez ce contrat en indiquant sa date d'entrée en vigueur. Vous pouvez le garder dans un cahier, l'afficher au mur, ou le classer dans votre ordinateur... sans toutefois l'y oublier !

À présent que vous avez une idée beaucoup plus précise de vos besoins, et que vous vous êtes engagé envers vous-même (le plus important !) à les écouter, les respecter, et faire votre possible pour les satisfaire en toutes circonstances, il est important de mettre tous les atouts de votre côté pour tenir cet engagement.

Poser ses limites

Qu'entends-je par limite ? Il s'agit d'une frontière ou d'un point au-delà duquel vous ne souhaitez pas que les autres aillent, ou que vous ne souhaitez pas vous-même dépasser.

Il y a donc :

- les limites que nous posons aux autres et qui permettent de préserver nos libertés ou encore nos besoins ;
- les limites que nous nous imposons, qui nous aident à nous « discipliner », qui nous permettent d'atteindre nos objectifs ou d'agir en conscience, conformément à nos valeurs.

Vous constaterez que dans le cadre de notre processus, la limite est un soutien, un outil positif. Il n'est pas question ici de s'attarder sur les limites qui vous empêchent d'être, de faire ou d'avoir. C'est tout le contraire ! Ce sont des limites aidantes que nous allons poser.

Poser des limites, oui... Mais par rapport à quoi au juste ? Par rapport aux parasites que vous avez identifiés précédemment. Ces

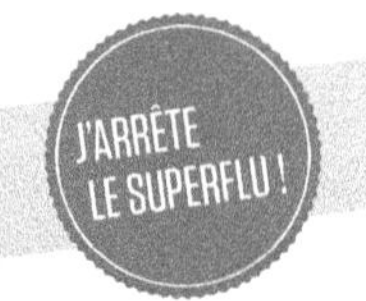

parasites vous montrent en effet déjà les aspects de votre vie pour lesquels vous avez besoin de renforcer vos limites.

Par exemple, je retrouve dans ma liste de parasites le point suivant : « Jean-Michel (le prénom a été modifié pour les besoins de ce livre !) me contacte uniquement pour s'épancher sur ses problèmes à toute heure du jour ou de la nuit, mais ne prend jamais de mes nouvelles, même lorsqu'il sait que je traverse un cap difficile. »

Si je veux que cette situation cesse, je n'ai pas d'autre solution que de renforcer mes limites à son égard. Il est de ma responsabilité de me dire à moi-même que j'ai le droit de dire « stop » et de trouver un moyen de le faire.

Car le problème dans une situation de ce type, c'est que l'autre va jusqu'où on lui laisse l'opportunité d'aller. Par conséquent, si je réponds toujours présente lorsque Jean-Michel a besoin de parler, et que je ne lui signifie pas que, moi aussi, j'aimerais bien pouvoir trouver une oreille attentive lorsque j'en ai besoin, il continuera à se comporter de la même façon sans y voir le moindre problème. J'irai même plus loin en disant que Jean-Michel n'est pas à 100 % responsable de ma déception car jamais je ne lui ai dit ce que je ressentais par rapport à son comportement, ni les conséquences sur ma vie, et encore moins ce qu'il pourrait faire pour que la situation me soit plus agréable !

Sur le papier, tout cela semble simple. Mais quiconque a déjà commencé à poser des limites sait que c'est loin d'être le cas. Alors, comment rendre cela moins difficile ?

La première chose est de garder à l'esprit l'objectif final et de respecter les étapes intermédiaires nécessaires.

Pourquoi poser mes limites ?

Reprenons le tableau des parasites :

- Coûts directs : j'ai déjà identifié que la situation me coûte de l'énergie. Après chaque conversation, je me sens vidée et

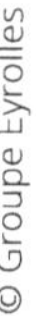

frustrée. Elle me coûte également du temps car Jean-Michel m'appelle ou m'envoie des SMS et des e-mails à n'importe quel moment de la journée et de la nuit, ce qui m'interrompt systématiquement dans mon travail et coupe parfois mon sommeil.

- Coûts indirects : le fait que quelqu'un que je considère comme un ami ne m'écoute jamais me fait perdre peu à peu confiance en moi, et cela se ressent dans ma vie professionnelle. Par ailleurs, je suis souvent irritable et perds patience avec les personnes qui pourtant sont bien plus présentes et attentionnées à mon égard. Je passe aussi beaucoup de temps à me plaindre du comportement de Jean-Michel, ce qui commence à être fatigant pour mes proches.
- Gains recherchés : lorsque la situation aura changé, je passerai plus de temps de qualité avec mon mari et ma famille, j'aurai l'esprit plus léger et je serai plus concentrée sur mon travail.

Si je fais preuve d'un peu d'honnêteté, je peux reconnaître qu'en laissant la situation dégénérer un peu plus chaque jour, je fais de Jean-Michel un boulet qui m'empêche d'avancer ! Mais si j'y mets un terme, j'ai tout à gagner au niveau personnel et professionnel.

Comment poser ses limites ?

Il est important de prendre son temps. Éviter de vous mettre dans une position nécessitant d'apporter une réponse immédiate permettra de réfléchir à la réponse que vous souhaitez donner, à savoir un « non » ferme ou un « oui » vraiment sincère !

Pour chaque parasite impliquant une autre personne, répondez d'abord aux questions suivantes :

- Qu'est-ce que je suis prêt à accepter ? Qu'est-ce que je ne veux plus accepter ?

. . . .

. . . .

. . . .

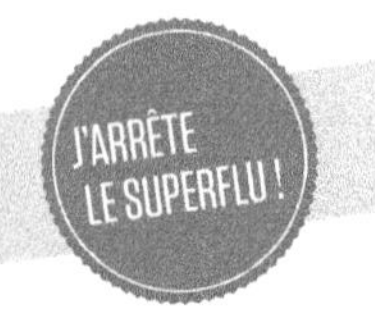

- En vous basant sur cette réflexion, imaginez des solutions concrètes : comment pourrais-je poser mes limites ? En étant ferme ? Si oui, sous quelle forme ? En proposant une solution alternative ? Si oui, laquelle ?

....

....

....

Quelles que soient vos réponses, n'oubliez pas ceci : il est important d'informer l'autre. S'il n'est pas informé qu'il dépasse vos limites, il n'a aucune raison de changer son comportement. Il est donc important d'informer l'autre de la façon dont vous percevez son comportement, et des conséquences que cela a pour vous.

Enfin, pour obtenir un changement de la part de l'autre, faites une demande claire et ferme. Par exemple : « Je souhaite que tu ne m'appelles plus à la dernière minute un week-end sur deux pour garder tes enfants », ou bien « Je te demande de ne plus me téléphoner après 22 heures ».

Suite à votre demande, deux réponses sont possibles :

- l'autre entend, comprend, et commence à modifier son comportement (changer une habitude peut prendre du temps !) ;
- l'autre est réfractaire et ne semble pas vouloir changer quoi que ce soit.

Dans le premier cas, c'est parfait, la vie est belle, mais dans l'autre c'est plus délicat. Pour autant, ne cédez pas ! Montrez que vous êtes fermement décidé en mettant un terme à la conversation. Si vous êtes dans la même pièce, vous pouvez partir, même si c'est juste le temps d'aller vous isoler quelques minutes.

Ensuite, à vous de jouer ! Dans un cas comme dans l'autre, vous êtes le premier à devoir faire en sorte que votre demande soit respectée. Refuser les demandes à la dernière minute, ne plus

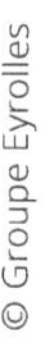

répondre au téléphone après 22 heures… Cela montrera que vous étiez vraiment sérieux.

Surtout, ne culpabilisez pas. Poser vos limites pourra vous sembler difficile, vous pourrez parfois vous sentir « mal » au début… mais petit à petit, vous verrez comme les effets positifs se feront sentir !

Allez, il est temps de passer à la pratique à présent : trouvez deux parasites bien réels sur lesquels vous allez pouvoir commencer à travailler dès maintenant en posant vos limites. Choisissez-en des « petits » s'il le faut, de façon à vous entraîner.

☑ Bilan du jour et planification

• Quels sont les deux parasites sur lesquels j'ai choisi de travailler ?

……………………………………………………………

……………………………………………………………

……………………………………………………………

• Comment ai-je décidé de poser mes limites concernant ces deux parasites ?

……………………………………………………………

……………………………………………………………

……………………………………………………………

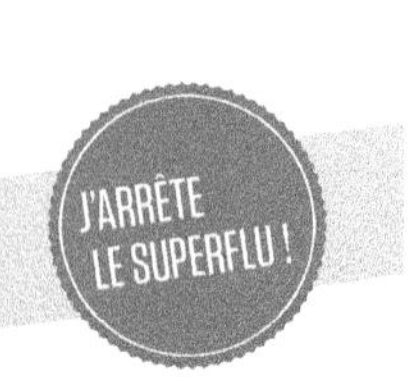

JOUR 4
Je me déconnecte

Dans l'étape précédente, nous avons vu qu'il pouvait être utile, pour faire respecter une limite, de se déconnecter temporairement en ne répondant pas au téléphone après une certaine heure. Dans le cas évoqué, il s'agissait essentiellement de montrer à l'autre le sérieux de notre demande après l'en avoir informé.

Aujourd'hui, je vous propose de pousser un peu plus loin l'expérience de la déconnexion, exercice indispensable pour reprendre possession de votre temps.

Se déconnecter pour ne plus s'interrompre

Nous sommes quasiment en permanence connectés. Téléphone, télévision, internet... Nous sommes en permanence disponibles pour un tas d'activités et de personnes, devenant multitâches. Or cette impression d'être capable de réaliser plusieurs tâches à la fois est une illusion, comme l'a démontré une étude scientifique réalisée par des chercheurs français, Étienne Koechlin et Sylvain Charron, et publiée en 2010 dans la revue *Science*. Cette étude a pu en effet démontrer qu'au-delà de deux tâches effectuées simultanément, le cerveau ne parvient pas à conserver son efficacité : nous commettons de nombreuses erreurs, et mettons plus de temps à réagir.

Les résultats de cette étude ne font que confirmer mon expérience personnelle, et sans doute est-ce également votre cas. Avez-vous déjà essayé de faire plusieurs choses en même temps, avec la même concentration et la même efficacité ? Avez-vous déjà interrompu une action pour en effectuer une autre, avant de revenir à la première ? Qu'avez-vous observé ?

Pour ma part, c'est très simple : il me faut du temps pour revenir à ce que je faisais auparavant ; le temps de me souvenir où j'avais laissé mon action, de m'en remémorer le contexte... C'est un peu comme de remonter sur son vélo après avoir fait une pause : les premiers coups de pédale sont un peu laborieux avant de retrouver un rythme de croisière. Même s'il ne faut que quelques minutes pour « se chauffer », imaginez le temps que cela représente de faire des pauses toutes les demi-heures pour remonter sur le vélo ensuite et avancer de nouveau au rythme nécessaire pour atteindre sa destination dans les temps ?

Le meilleur moyen de récupérer ce temps perdu est donc d'éviter les interruptions.

Se déconnecter pour transférer son capital temps dans une meilleure banque

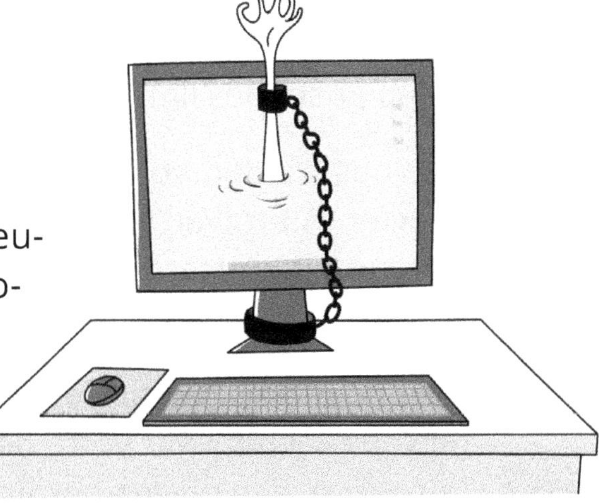

L'hyperconnectivité ne pose malheureusement pas seulement le problème de l'interruption régulière. Elle pose également celui du trou temporel.

Le trou temporel est un phénomène qui se produit généralement dès lors que l'on se connecte sur internet. Alors que l'on souhaite juste chercher une information, on se retrouve à surfer de lien en lien jusqu'à en oublier pourquoi on est arrivé sur cette page en particulier. Un regard sur la montre, et l'on s'aperçoit qu'une heure vient de s'écouler.

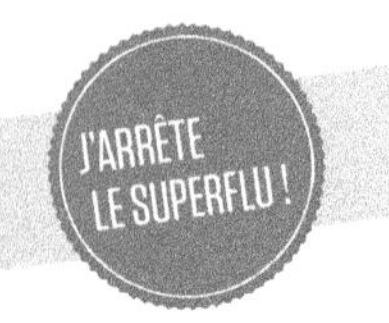

Mais attention, ce phénomène existait déjà avant l'arrivée d'internet dans les foyers ! C'est également une conséquence du *zapping* télévisuel. Parfois on allume la télévision pour regarder un programme particulier, puis il se termine (ou est interrompu par la publicité), et l'on zappe de chaîne en chaîne pour atterrir sur un programme plus ou moins intéressant, mais qui parvient à nous captiver suffisamment longtemps pour nous faire tomber dans ce trou temporel.

Le trou temporel est-il maléfique ? Probablement pas. Mais s'il est récurrent et qu'en parallèle, vous avez le sentiment de ne pas disposer de suffisamment de temps pour faire les choses qui vous tiennent à cœur, cela devient un problème !

Interruptions et trou temporel : comment s'en débarrasser ?

Le meilleur moyen de se débarrasser des interruptions et des trous temporels est évidemment de se déconnecter. Pour y parvenir, il est important de vous fixer des règles, tout comme vous avez pu poser des limites aux autres dans les étapes précédentes.

Pour vous y aider, voici quelques exemples de règles possibles à respecter. Au travail comme à la maison, l'idéal est d'éliminer un maximum de distractions et de planifier ce qui peut l'être :

- Éliminer les alertes sonores ou visuelles vous indiquant l'arrivée d'un nouvel e-mail par exemple. Ainsi, vous ne serez pas tenté de vous « jeter » sur votre boîte mail toutes les 10 minutes.
- Consacrer des plages horaires au traitement des e-mails. Vous pourriez, par exemple, consulter vos e-mails à des moments clés de la journée.
- Limiter l'usage du téléphone en vous mettant sur messagerie lorsque vous êtes en train d'accomplir une tâche demandant de la concentration.
- Éviter la messagerie instantanée : c'est l'un des outils les plus envahissants qui soient !

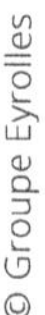

- Préférer l'e-mail aux modes de communication « en direct » (téléphone, messagerie instantanée), quitte à planifier un rendez-vous ultérieurement.

Sans doute vos yeux se sont-ils écarquillés en lisant ce dernier exemple, et c'est bien normal. Celui-ci sera plus facilement applicable dans un contexte professionnel (selon l'environnement de travail, bien évidemment) que dans un contexte privé. Il n'est pas question de demander à vos amis ou votre famille de prendre un rendez-vous pour pouvoir vous parler !

Vous pouvez également, pour éviter de tomber dans le trou temporel :

- Déconnecter internet si vous n'en avez pas besoin. Si cela n'est pas possible, fermer toutes les fenêtres inutiles (navigateur internet, logiciel d'e-mails…).
- Déterminer le temps que vous allez passer à effectuer une recherche, à consulter vos mails ou à vous détendre sur internet, en utilisant par exemple un minuteur.
- Choisir à l'avance vos programmes télé. Mieux encore, les enregistrer pour les regarder ultérieurement.
- Pour limiter le zapping, se désabonner du câble ou du satellite.
- Le top du top : vous débarrasser de votre télévision, et regarder les programmes qui vous intéressent réellement en ligne.

La discipline

Évidemment, cela vous demandera une certaine discipline… Mais là encore, vous concentrer sur ce que vous avez à perdre et à gagner vous aidera à garder le cap que vous vous êtes fixé. Vous pouvez ressortir votre tableau des parasites !

Dans le mien, on peut retrouver : « Je passe trop de temps sur les réseaux sociaux dès le matin, ce qui décale systématiquement le moment où je commence vraiment à travailler. »

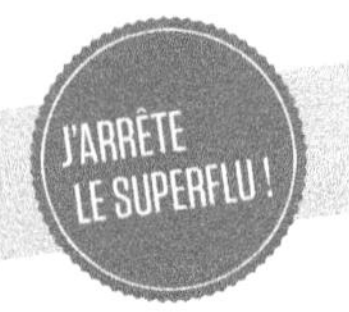

Vous aurez reconnu le fameux « trou temporel » ! Il est évident que je ne peux blâmer personne d'autre que moi-même. Après tout, personne ne me force à rester accrochée à Facebook alors que j'ai des impératifs professionnels !

C'est donc à moi que je dois fixer des limites. Cela pourrait être, par exemple, de commencer par travailler une heure avant de m'accorder une pause réseaux sociaux de 10 minutes (minuterie enclenchée) !

Pourquoi devrais-je limiter mon utilisation des réseaux sociaux ?

- Coûts directs : je commence à travailler plus tard, je finis donc plus tard, et le tout avec une certaine dose de stress.
- Coûts indirects : je me sens un peu « nulle », car concrètement, ce temps passé en ligne ne m'apporte que très rarement quelque chose. Pire : je peine à terminer ce que j'aurais mis très peu de temps à faire, car je m'interromps régulièrement. Je ne suis pas efficace, et ma confiance en moi s'étiole. J'ai l'impression de n'être bonne à rien, d'autant que je n'arrive pas à me discipliner ! Le pire, c'est que je lis moins qu'avant et m'aère moins l'esprit comme le corps !
- Gains recherchés : productivité, efficacité, et donc confiance en moi ! Plus de sorties, une vie sociale et personnelle un peu plus satisfaisante aussi, puisque je n'aurais pas à travailler le soir ou le week-end pour rattraper le temps perdu en semaine.

Comme vous pouvez le constater, toutes les clés sont dans le tableau des parasites. Si je garde ce tableau sous les yeux, ou au moins la partie « gains recherchés », j'ai ma motivation.

Bien entendu, ce ne sera pas évident. Mais travailler plus tard et dans le stress a vraiment un impact négatif sur ma vie sociale et personnelle, et c'est quelque chose dont je ne veux plus dans ma vie.

Bilan du jour et planification

• Quels domaines de votre vie pourraient bénéficier d'une déconnexion ? Vous pouvez vous aider de votre tableau des parasites pour répondre à cette question. Si toutefois vous n'y retrouvez aucun élément qui s'y rapporte, prenez le temps de bien réfléchir à cette question. Peut-être êtes-vous passé à côté de quelque chose lorsque vous avez rempli le tableau. Une fois le parasite identifié, passez à la question suivante.

....

....

....

• Quelles actions pourriez-vous mettre en place dès aujourd'hui pour changer la donne ? N'oubliez pas que même la plus petite action possible peut faire la différence. Le plus important, c'est d'agir sans attendre. Alors, à vous de jouer !

....

....

....

• Qu'est-ce que je souhaite faire à l'avenir ?

....

....

....

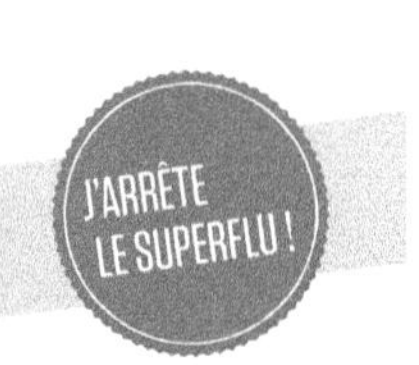

JOUR 5
Je gagne du temps en regroupant

Nous l'avons vu au cours du Jour 4, les interruptions sont l'ennemi numéro un de l'efficacité et grignotent petit à petit notre temps.

Cependant, au-delà des problèmes de concentration, nous sommes également nombreux à avoir des problèmes d'organisation.

Bien entendu, nous connaissons tous au moins les deux grandes étapes nécessaires à une bonne organisation :

- planifier ;
- agir.

Malheureusement, planifier ne suffit pas. Il est important de le faire intelligemment, de façon à se simplifier la vie. Pour cela, rien de plus simple : la meilleure chose à faire est de regrouper les tâches similaires.

Pourquoi ? Parce que les tâches similaires requièrent un état d'esprit et une énergie semblables, et qu'il est plus coûteux de passer d'un état d'esprit à l'autre que de rester pendant de longues heures dans le même.

De la même façon, pour les tâches nécessitant des déplacements, les regrouper vous permettra de gagner un temps considérable, et pourquoi pas, de l'argent !

Pour vous donner un exemple, lorsque, pour mettre un peu d'ordre dans mon appartement, je vends des objets sur eBay, deux possibilités s'offrent à moi :

- envoyer les objets vendus au fur et à mesure, et me rendre plusieurs fois à La Poste ;
- attendre d'avoir vendu plusieurs objets pour les envoyer en même temps.

Si j'opte pour la première solution, je vais certes passer peu de temps sur une même journée à préparer mon envoi (faire le paquet, inscrire l'adresse, etc.), mais je devrai répéter cette action à plusieurs reprises au cours de la semaine, et faire la queue plusieurs fois à La Poste. Il est vrai qu'avec un peu de chance, et si je choisis bien mon heure, je n'aurai pas à attendre trop longtemps… Mais il n'est pas certain que ce soit toujours le cas !

Si j'opte pour la seconde solution, je vais devoir débloquer du temps dans mon agenda, ce que je n'aurais pas nécessairement eu à faire en préférant la première option. Toutefois, je n'aurai à me déplacer et à faire la queue qu'une seule fois !

Ces quelques lignes ne vous apprendront peut-être rien… Mais combien de fois avez-vous pourtant effectué le même déplacement plusieurs fois au cours de la même semaine, alors que vous auriez pu, si vous aviez mieux planifié vos tâches, n'en faire qu'un seul ? Certes, le gain de temps peut sembler minime, mais mis bout à bout, ce sont de précieuses heures que vous pourriez gagner !

De plus, minimiser les bénéfices d'une telle stratégie, c'est également oublier l'énergie que vous pouvez gagner en agissant autrement.

Prendre les transports, faire la queue, attendre… sont des activités stressantes, énervantes, ou encore frustrantes. Les répéter inutilement plusieurs fois dans un temps relativement restreint, c'est également « dégonfler » plusieurs fois votre énergie.

Pour vous donner un autre exemple, imaginez que vous devez effectuer des tâches administratives régulièrement. À chaque fois c'est la croix et la bannière : vous avez beaucoup de mal à vous y mettre et de grosses difficultés à vous concentrer… Vous n'aimez pas ça, mais vous devez le faire pour tout un tas de bonnes raisons.

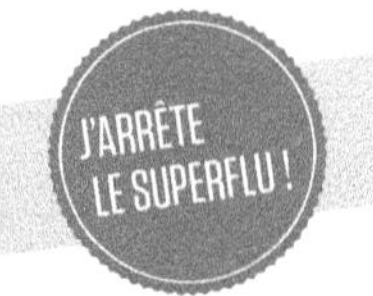

Imaginez que vous deviez faire ça deux fois dans la même semaine. Ce serait multiplier par deux la période de « chauffe » au cours de laquelle vous faites de votre mieux pour vous concentrer, mais également la sensation déplaisante qui accompagne de telles obligations. Il serait plus efficace de ne le faire qu'une seule fois, quitte à y passer plus de temps.

Alors oui, sur le moment, vous allez avoir l'impression de passer trop de temps sur ces tâches administratives qui se succèdent. Mais au final, vous aurez gagné du temps sur la semaine, et une fois terminé, vous aurez la grande satisfaction de savoir que c'est réglé pour un moment, au moins.

Si cela ne suffit pas à vous convaincre de l'intérêt du regroupement des tâches, pensez à ceci : réaliser plusieurs actions similaires à des moments différents tout en enchaînant des tâches qui n'ont rien à voir entre elles, a le même effet que d'être interrompu au cours d'une activité. Non seulement vous devez vous « chauffer » pour vous lancer dans une nouvelle tâche, mais en plus vous devez quitter l'état d'esprit dans lequel vous étiez, pour en trouver un autre. Si vous faisiez quelque chose d'agréable, vous allez passer à quelque chose de déplaisant, et cela à plusieurs reprises au cours de la même semaine !

C'est le cas si, par exemple, au lieu de faire vos courses une fois par semaine, vous allez régulièrement au supermarché après le déjeuner. Vous venez de partager un bon repas avec des amis ou des collègues, vous adoreriez prolonger ce moment par un bon café, mais vous allez faire vos courses, faire la queue, revenir sur votre lieu de travail avec vos sacs, etc. On a connu plus agréable pour clôturer un bon moment ! Votre bonne énergie est cassée en plein élan.

Sans doute pensez-vous que la vie n'est pas faite que d'activités désagréables récurrentes. C'est vrai, et c'est tant mieux ! Et même

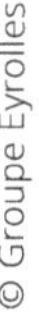

si vous vivez dans un monde merveilleux dans lequel vous prenez un grand plaisir à faire tout ce que vous faites, cela ne change rien : vous devrez toujours changer d'état d'esprit d'une activité à l'autre. Si vous aimez faire vos comptes autant qu'écrire, il vous faudra un temps d'adaptation pour passer de l'une à l'autre activité, car les deux activités font appel à des compétences différentes.

Bien évidemment, cela ne veut pas dire qu'il ne faut se détendre qu'une seule fois par semaine ! Les activités de détente n'entrent bien évidemment pas dans ce cas de figure, puisqu'il s'agit d'activités dans lesquelles vous n'aurez, sauf exception, aucune difficulté à vous plonger rapidement.

☑ Bilan du jour et planification

• Quelles tâches accomplissez-vous plusieurs fois par jour ou par semaine ?

....

....

....

• Quelle stratégie de regroupement pourriez-vous appliquer immédiatement ?

....

....

....

• Que souhaitez-vous faire à l'avenir ?

....

....

....

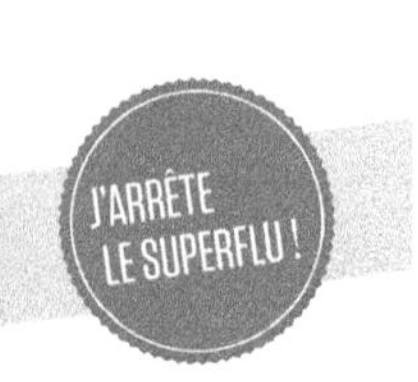

JOUR 6
J'apprends à prioriser et à déléguer

Lorsque nous planifions nos tâches, la plus grosse difficulté est souvent de déterminer les priorités. Personnellement, c'est ce qui m'a souvent posé le plus de problèmes !

J'ai trop souvent eu tendance (et cela m'arrive encore) à m'attaquer à ce qui me procure le plus de plaisir, et à attendre la dernière minute pour faire ce qui est pourtant urgent ou plus important. Inutile de vous préciser le stress que cela entraîne. Nous sommes probablement tous au moins une fois passés par là !

Prioriser demande donc de la méthode. Il faut faire le tri entre :

- ce qui est simple et rapide à faire (ranger son manteau en rentrant chez soi) ;
- ce qui est urgent (tout ce qui a une date limite proche, comme payer une facture) ;
- ce qui est important (tout ce qui peut vous permettre de réaliser quelque chose) ;
- ce qui est important et récurrent (faire les courses ou traiter ses e-mails professionnels) ;
- ce qui pourrait être fait par ou avec quelqu'un d'autre (faire le ménage, aller chercher les enfants à l'école, traiter un dossier qui n'est pas votre spécialité, etc.).

Mais comment faire le tri efficacement ?

Pour ce qui est simple et rapide à réaliser, c'est bien évidemment le temps qui sera notre indicateur. Tout ce qui peut être fait en moins de cinq minutes devrait, idéalement, être fait immédiatement. C'est une règle extrêmement simple qui permet, par exemple, de conserver un intérieur ordonné sans avoir le sentiment de s'épuiser à la tâche.

Que se passe-t-il lorsqu'on laisse les choses s'accumuler là où elles ne devraient pas être ? D'abord un stylo, puis une facture, puis une paire de chaussures, puis le fer à repasser, puis un manteau, puis... bref, vous voyez certainement de quoi il s'agit, et peut-être l'avez-vous déjà vécu vous-même. Avant même de vous en rendre compte, c'est le chaos, l'air semble irrespirable, et pire, plus le temps passe, plus les choses s'accumulent, et moins l'on trouve le courage de s'y mettre ! Finalement, ce ne sera plus une minute par-ci par-là, mais une heure (ou bien plus encore !) qu'il faudra carrément débloquer pour venir à bout de tout ce désordre !

Identifier les priorités

Si certaines choses trouvent facilement leur place dans notre emploi du temps, d'autres sont plus délicates à intégrer. Alors, pour faire le tri de la façon la plus efficace possible, le mieux est encore de poser toutes ses tâches à plat à l'aide d'une liste.

Vous pouvez faire une liste pour le mois, la semaine ou la journée, mais dans tous les cas, il sera plus simple de commencer par la liste à plus long terme.

Prenons un exemple. Pour nous faciliter la tâche, nous allons nous concentrer sur une liste pour la semaine à venir, qui pourrait ressembler à ceci :

- faire ma valise ;
- recharger mon appareil photo ;

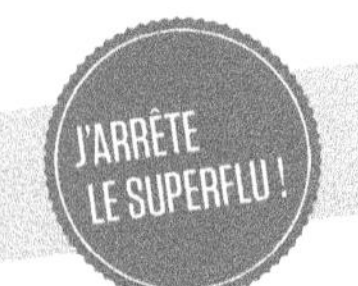

- aller chercher un colis à la poste ;
- passer à la banque ;
- acheter du lait ;
- appeler ma mère.

Dans cette liste, on retrouve des tâches importantes et des tâches urgentes. Pour certaines, il est facile de mesurer leur urgence : par exemple, mon colis m'attend depuis un moment déjà, et je dois aller le chercher jeudi au plus tard. Je pars en vacances le week-end prochain, je dois donc faire ma valise avant samedi.

Mais au-delà de cela, comment déterminer le plus urgent ? Il faut tenir compte de différents critères :

- l'existence, ou non, d'une date limite ;
- la raison pour laquelle je dois faire quelque chose ;
- ce qui se passera si je n'accomplis pas la tâche la semaine prochaine.

En se basant sur ces critères, un moyen efficace de prioriser est de comparer chacun des éléments de la liste entre eux Je vais noter un maximum de croix à celui qui est le plus urgent, et un minimum à celui qui l'est moins. Ainsi, si je reprends ma liste, je peux trouver :

- faire ma valise X
- recharger mon appareil photo XXX
- aller chercher un colis à la poste XXXX
- passer à la banque X
- acheter du lait XXXXX
- appeler ma mère X

Après avoir compté les croix, je n'ai plus qu'à remettre les tâches dans l'ordre. Pour départager les éléments *ex aequo*, il me suffit de les comparer à nouveau deux à deux.

Dans notre exemple, je n'ai pas d'autre choix que de faire ma valise cette semaine. Mon passage à la banque, lui, peut attendre,

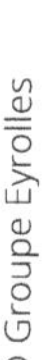

car je dois simplement aller y récupérer mon chéquier et cela peut attendre mon retour de vacances. Quant à ma mère, j'ai juste une information à lui transmettre, ce que je peux également faire par e-mail ou SMS sur le chemin des vacances.

Voici donc l'ordre d'urgence de mes tâches :

- acheter du lait ;
- aller chercher un colis à la poste ;
- recharger mon appareil photo ;
- faire ma valise ;
- appeler ma mère ;
- passer à la banque.

Que se passe-t-il si j'ai de toutes petites tâches dans ma liste ? Je peux les faire passer en premier si elles me prennent moins de 5 ou 10 minutes. C'est, par exemple, le cas du lait : il me suffit de m'arrêter chez l'épicier en rentrant du travail.

Toutefois, si je vis avec quelqu'un, il s'agit d'une tâche que je pourrais lui demander d'accomplir à ma place.

Apprendre à déléguer

Dans notre cas précis, déléguer ne représentera pas d'enjeu particulier, et ne devrait donc pas être très difficile à faire. Toutefois, si vous voulez récupérer un peu (beaucoup !) de temps, il sera sans doute intéressant de songer à déléguer ce qui peut l'être dans tous les domaines de votre vie.

Évidemment, il ne s'agit pas de trouver un moyen de se soustraire à toutes nos obligations sous prétexte que quelqu'un d'autre peut le faire pour nous. Il s'agit plutôt de trouver le juste équilibre. Même si vous ne déléguez pas à tous les coups vos tâches récurrentes, il pourra vous être utile de le faire de temps à autre… Mais ce n'est pas chose facile pour tout le monde !

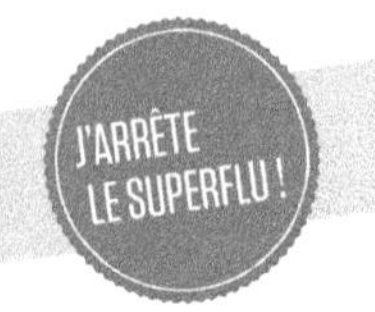

Certains d'entre nous pensent que l'on n'est jamais mieux servi que par soi-même, car expliquer à quelqu'un d'autre comment faire certaines choses, notamment dans le cadre du travail, est plus long que de le faire soi-même. D'autres ont du mal à faire confiance et ne peuvent s'imaginer confier à quelqu'un une mission qui est la leur sans être extrêmement stressés à l'idée que cela soit mal fait.

Parfois, seul un travail de longue haleine permet de prendre le recul nécessaire pour déléguer en toute quiétude. Mais ce n'est pas systématiquement le cas. En effet, ces croyances limitantes sont parfois liées à un mauvais calcul : on ne pense pas à ce que l'on peut gagner à déléguer, ni à ce que l'on perd en ne le faisant pas.

Pensez donc au temps que vous pourriez vous libérer. Pensez donc aux choses que vous pourriez faire une fois ce temps libéré. Si rien ne vous vient à l'esprit, reprenez tout simplement vos réponses aux tout premiers exercices que vous avez effectués en commençant la lecture de ce livre (voir p. 23). Et si vous savez déjà ce que vous feriez si vous aviez plus de temps, connectez-vous à cet objectif !

Comment faire pour passer à l'acte efficacement ?

- Identifiez les tâches qui pourraient être faites par quelqu'un d'autre, et qui :
  - sont particulièrement laborieuses pour vous (il s'agit de mettre le doigt sur ce qui vous prend particulièrement du temps parce que vous ne maîtrisez pas cette tâche) ;
  - vous empêchent de faire quelque chose d'important à vos yeux ;
  - ne vous procurent aucun plaisir.
- Entraînez-vous à déléguer en commençant par de petites tâches sans conséquence. Il sera peut-être plus simple de commencer par la sphère personnelle, mais pas forcément !
- Prenez le temps de fixer le cadre en expliquant à la personne qui prendra en charge ces tâches le contexte, l'objectif, comment vous souhaitez qu'elle procède, et à quel moment la tâche prendra fin.

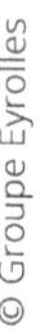

- Assurez un suivi afin de déterminer si oui ou non l'expérience a été concluante, s'il vaudrait mieux procéder différemment à l'avenir. Si tout s'est bien passé, vous pourrez poursuivre de la même manière l'esprit tranquille. Sinon, c'est l'occasion de corriger d'éventuels problèmes de compréhension et de communication... Ou, plus simplement, vous rendrez-vous compte qu'il vaut mieux que vous continuiez à assurer cette responsabilité vous-même. Mais au moins, ce sera votre choix !

Dans mon cas, par exemple, concernant la sphère privée, la cuisine n'est vraiment pas mon fort. Je sais bien entendu faire des choses très simples, mais dès qu'il s'agit de faire un plat un peu plus élaboré que des pâtes, ou encore une viande grillée et des légumes en conserve, ça devient vraiment laborieux pour moi. Même avec une recette sous les yeux, je trouve le moyen de me tromper. Deux fois sur trois, j'en mets partout, et n'étant pas très patiente de nature, je m'agace assez vite. Faire la cuisine représente pour moi une perte de temps et d'énergie, il faut bien l'avouer ! Du coup, c'est mon mari qui s'occupe de réaliser les plats que je juge « compliqués ». Il y prend beaucoup plus de plaisir que moi, et le résultat est bien meilleur !

Se concentrer sur l'essentiel

Ce n'est qu'un exemple parmi tant d'autres, bien évidemment. Mais, une fois votre temps libéré de ces activités parasites pour lesquelles votre participation active n'est pas toujours indispensable, vous pouvez vous concentrer sur les tâches dont l'enjeu est bien plus fort à vos yeux.

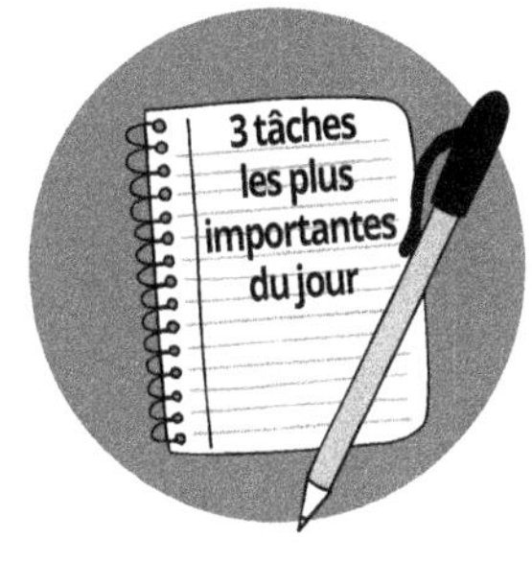

Dans cette perspective, je recommande une astuce qui m'aide énormément, en particulier lorsque j'ai un projet à accomplir : créer chaque matin (ou la veille au soir pour le lendemain), une liste des 3 Tâches les Plus Importantes du jour.

Cette petite liste est très puissante : elle permet d'avancer vers son objectif pas à pas, mais aussi de « rebooster » sa confiance en soi : en effet, lorsque l'on met en place cette technique, pas un jour ne passe sans que l'on ait accompli quelque chose d'important !

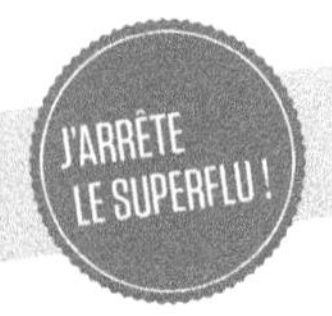

Bilan du jour et planification

• Faites une liste de toutes les choses que vous devez accomplir au cours de la semaine à venir.

....

....

....

• Priorisez ces tâches.

....

....

....

• Identifiez les tâches que vous pourriez déléguer et demandez à quelqu'un d'autre de les prendre en charge. Si cela vous semble difficile, commencez par de petites choses.

....

....

....

• Fixez dès maintenant les 3 Tâches les Plus Importantes à accomplir demain.

....

....

....

• Pensez à renouveler l'opération chaque jour. Vous pouvez y inclure des éléments de votre liste de la semaine, mais aussi, si celle-ci est très réduite, y intégrer des choses que vous aimeriez faire sans y être parvenu jusqu'ici !

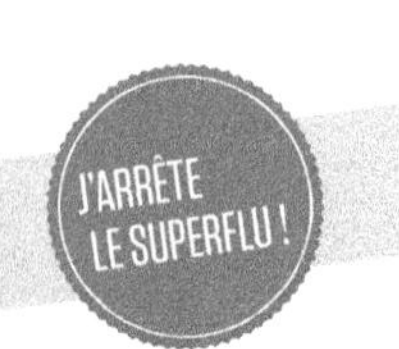

JOUR 7
J'instaure de nouveaux rituels

À présent que vous avez récupéré un peu de votre temps, qu'allez-vous en faire ? La réponse à cette question peut être aussi simple que compliquée, selon la masse d'obligations auxquelles vous deviez vous plier et le nombre d'heures que vous avez réussi à libérer jusqu'ici.

En ce qui me concerne, j'ai connu deux phases au cours desquelles j'ai eu à faire face à ce temps libéré :

- La première, lorsque j'ai réussi à me libérer d'activités qui ne m'intéressaient pas vraiment et ne m'apportaient rien : les heures ainsi récupérées n'étaient pas très nombreuses, certes, mais suffisantes pour entamer des changements dans mes habitudes. La grande révolution dans ma vie fut ainsi la possibilité de m'accorder des plages horaires pour ne m'occuper que de moi et me faire plaisir.

Mon objectif, à ce moment de ma vie, était de me chouchouter et de véritablement recharger mes batteries lorsque je ne travaillais pas. Selon les périodes, mes soirées se composaient de dégustations de thés délicieux, de natation deux à trois soirs par semaine à l'heure où ma piscine préférée était la moins peuplée, et de soirées entre amies.

- La seconde, lorsque j'ai quitté mon emploi salarié. Cela m'a permis de libérer beaucoup plus de temps. Mais là encore, mon désir n'était pas de combler tout ce temps d'une multitude d'autres activités et obligations. Au contraire, ce que je voulais par-dessus tout, c'était profiter de l'instant présent et prendre soin de moi : yoga, vélo, cuisine (oui, même si cela n'avait jamais été ni mon fort ni une grande passion, j'ai ressenti le besoin de faire de bons petits plats), et écriture composaient l'essentiel de mon temps libre, pour mon plus grand plaisir !

Des rituels pour quoi faire ?

Lorsqu'un espace est vide, il est possible qu'il se remplisse de ce que l'on ne veut pas si l'on n'en prend pas le contrôle. Et cela est aussi valable pour un espace libre dans son emploi du temps ! Tant qu'une plage horaire n'est affectée à rien, tant qu'elle reste indéterminée, tout peut se produire. Et nous savons tous d'expérience à quel point il est facile de se faire vampiriser, déborder de choses que l'on ne veut pas...

Pour éviter cela, mieux vaut donc remplir notre temps libre de ce que l'on désire, et ce, dès que possible. Mais attention : cela ne veut pas dire le remplir à craquer d'activités ! Cela peut aussi vouloir dire prévoir un espace libre destiné au repos et à la détente... Notre vie personnelle ne devrait jamais être négligée, et c'est malheureusement souvent la première à passer à la trappe !

Lorsque j'ai retrouvé du temps libre, décider de ce que j'allais en faire ne s'est pas fait du jour au lendemain. J'ai d'abord pris le temps de laisser s'exprimer ma voix intérieure et d'être à l'écoute de mes besoins.

Les exercices que vous avez effectués au début de ce livre (voir p. 19) vous permettent d'accélérer ce processus.

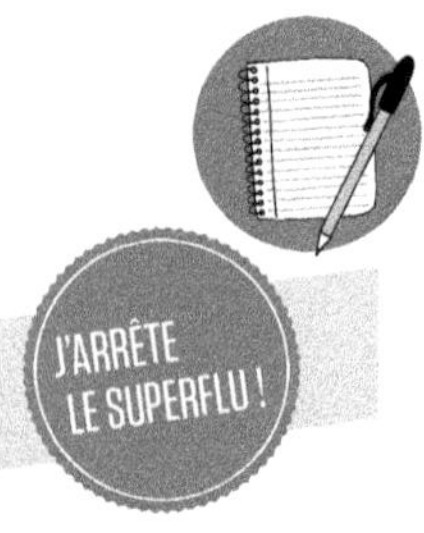

Exercice pour mettre en place des rituels

Reprenez vos deux versions de la roue des domaines de vie effectuées au Jour 2.

Pouvez-vous passer de la roue initiale à la roue idéale immédiatement ? Si ce n'est pas le cas, remplissez la roue ci-dessous pour en faire une roue intermédiaire.

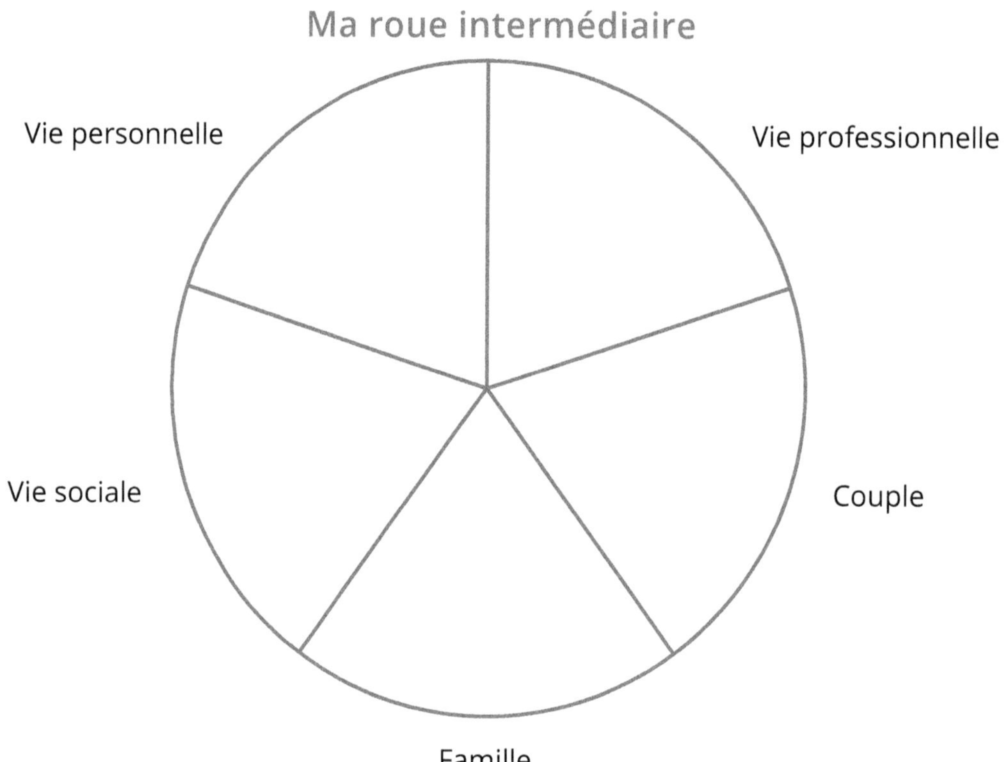

En observant cette nouvelle roue (ou la roue idéale remplie au Jour 2), répondez aux questions suivantes :

- Comment pourriez-vous réorganiser progressivement vos domaines de vie pour obtenir cette roue intermédiaire ? Quelles pourraient être vos étapes de progression ?

....

....

....

- Quels nouveaux rituels pourriez-vous instaurer dans votre vie pour accorder une vraie place à votre vie personnelle ? Précisez la fréquence/périodicité et la durée de ces rituels.

....

....

....

- Quels nouveaux rituels pourriez-vous instaurer dans votre vie de famille, de couple, et votre vie sociale pour profiter véritablement de ces différents aspects de votre vie et être véritablement présent ? Précisez la fréquence/périodicité et la durée de ces rituels.

....

....

....

Bilan du jour et planification

- En vous référant aux jours 3 à 6 : quels nouveaux rituels pourriez-vous instaurer en matière d'organisation et de gestion du temps pour être efficace sans vous laisser déborder ? Précisez la fréquence/périodicité et la durée de ces rituels.

....

....

....

- Parmi les rituels identifiés précédemment, certains vous semblent-ils contraignants ? Si oui, lesquels ?

....

....

....

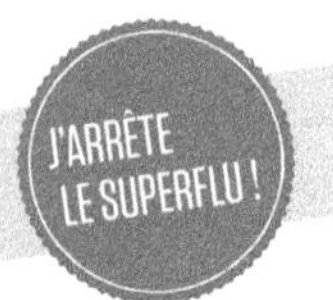

• Pour quelle raison ces rituels vous semblent-ils contraignants ?

....

....

....

• L'instauration de rituels n'a pas pour but de vous accabler de nouvelles obligations ou contraintes. Comment pourriez-vous faire de ces rituels des outils de bien-être véritablement à votre service ?

....

....

....

• Et enfin, quand avez-vous prévu de mettre en place ces rituels ?

....

....

....

• Quelles sont les 3 Tâches les Plus Importantes à réaliser demain ?

....

....

....

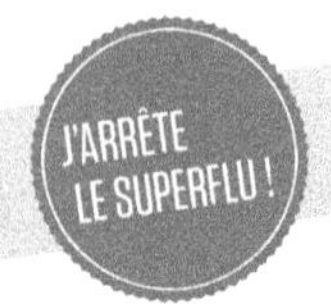
J'ARRÊTE
LE SUPERFLU !

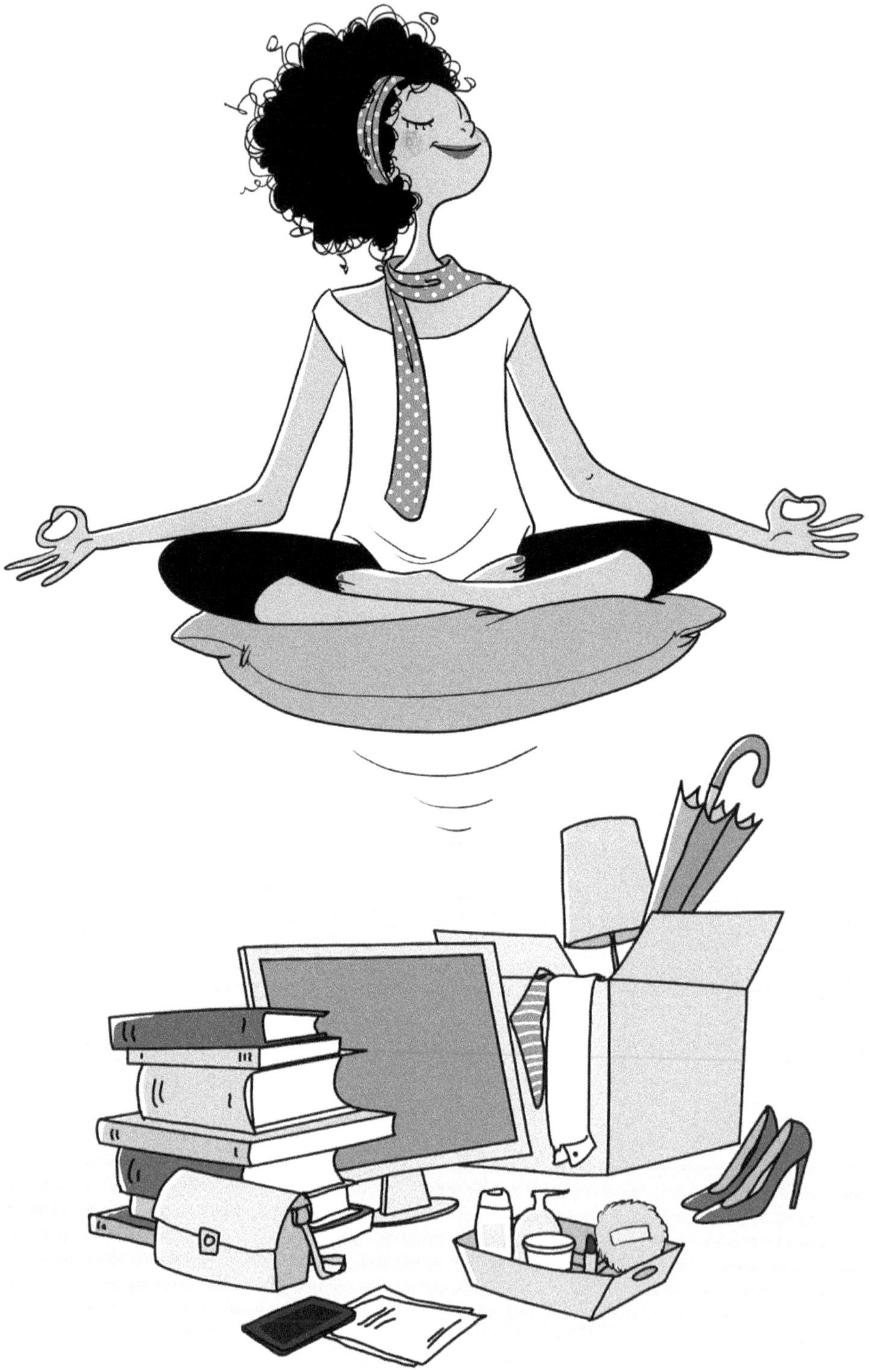

SEMAINE 2

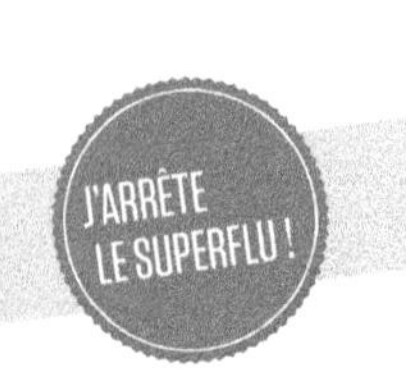

JOUR 8
J'identifie mes fausses bonnes excuses

Nous entamons aujourd'hui notre deuxième semaine durant laquelle nous allons nous intéresser au matériel. Et contrairement à ce que l'on pourrait imaginer, le temps et l'espace sont ici directement concernés et liés.

En effet, la manière dont nous remplissons l'espace, la quantité de choses que nous y plaçons et la façon dont nous les organisons a un impact sur le temps dont nous disposons, même si, bien évidemment, notre temps ne dépend pas uniquement de nos possessions matérielles.

Ainsi nous allons découvrir que le recours à l'accumulation de toutes sortes d'objets, malgré toutes les fausses bonnes excuses que nous sommes capables d'invoquer, n'est pas le seul réflexe à privilégier.

L'accumulation

Bien que chez moi la manie de l'accumulation ne soit pas maladive, elle m'aura souvent posé problème. Qu'il s'agisse de conserver des choses sans intérêt, ou des choses intéressantes cachées derrière des choses sans intérêt, ou encore de racheter des choses nécessaires sans me souvenir qu'elles étaient déjà là, quelque part, bien cachées, je connais bien le sujet.

Aujourd'hui, je suis sur la voie de la simplicité, bien que toujours spontanément désordonnée ! Et finalement, être désordonnée devient de moins en moins problématique à mesure que je simplifie ma vie matérielle. Mais cela peut être, croyez-moi, un travail de longue haleine !

Si je dis que cela peut être le cas, c'est parce que, pour certains, le processus de simplification a pu être très rapide. Certains blogueurs (essentiellement aux États-Unis) sont parvenus à se séparer du superflu relativement rapidement, et ce de façon drastique, puisqu'ils vivent avec cent, voire cinquante objets uniquement.

Je vous laisse quelques minutes pour évaluer le nombre d'objets que vous possédez, de façon à prendre conscience du monde qui vous sépare peut-être de ces minimalistes extrêmes. Personnellement, je sais que je ne suis pas capable d'égaler ces grands passionnés de simplicité. Il y a deux raisons principales à cela :

- La première, c'est que me baser sur des chiffres me semble bien trop arbitraire, et cela met totalement de côté mes véritables besoins. Si je décide de vivre avec cent objets, mais que mes besoins ne peuvent être comblés en dessous de trois cents objets, le processus devient contre-productif puisque je n'atteindrai pas le bien-être recherché.
- La deuxième, c'est que j'aime prendre mon temps. Dans une société « *fast-food* » où il faut être plus efficace, plus productif, plus actif, c'est une façon d'aller à contre-courant. Je ne me suis pas lancée dans ce processus de simplification pour faire comme tout le monde. Je l'ai fait pour être en accord avec moi-même. Cela nécessite une réflexion, et la réflexion demande du temps.

Cependant, à certaines périodes, j'ai avancé très rapidement, notamment en me fixant des objectifs précis. Cela a pu se produire d'une part, parce que je partais de loin, et d'autre part, parce que c'était le moment.

Mais même lorsque j'allais « vite », il m'est arrivé de rencontrer des résistances. Aujourd'hui encore, je l'avoue, il m'arrive d'hésiter longtemps avant de me séparer de quelque chose, pour finir parfois par garder l'objet en question même si je n'en ai pas particulièrement l'utilité.

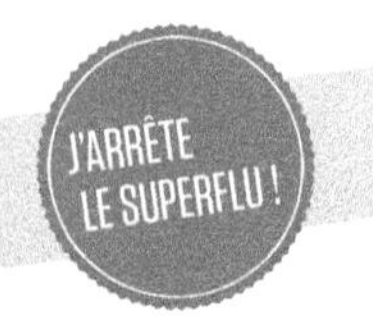

De bonnes raisons

Mais qu'est-ce qui peut bien pousser une personne décidée à se simplifier la vie à conserver des choses dont l'utilité et la nécessité sont loin d'être prouvées ? Nous avons toujours de très bonnes raisons, mais en creusant un peu, on finit par s'apercevoir que certaines d'entre elles (pour ne pas dire la plupart), sont en fait des excuses... De fausses bonnes excuses ! Et comme vous pouvez le deviner, je ne suis pas épargnée par ce phénomène.

Voyons ensemble les principales « bonnes raisons » qui me servent souvent d'excuse, et qui sont relativement fréquentes chez la plupart des gens : « ça peut toujours servir », ou « je vais perdre du poids et pouvoir porter ce vêtement à nouveau », ou « je vais me remettre au [insérez ici un sport nécessitant un équipement quelconque] », etc.

Voilà un grand classique. Pendant des années, j'ai conservé des vêtements en trois tailles différentes. J'ai en effet connu des variations de poids importantes qui se sont étalées sur plusieurs années, au cours desquelles les vêtements trop petits (bizarrement, ce sont ceux dont j'ai eu le plus de mal à me séparer !) sont restés au fond de mon armoire. J'ai également conservé une paire de rollers (et les protections associées) pendant trois ou quatre ans, rollers que j'ai utilisés deux fois au cours de cette période. Idem pour divers équipements tels que des haltères, un *stepper*, ou des chaussures de course, qui ont pris la poussière pendant des années. Mais « on ne sait jamais, ça peut toujours servir ! »

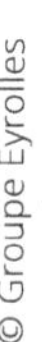

Le problème, c'est que penser de cette façon alors que l'on n'a plus utilisé quelque chose depuis plus d'un an ou deux, c'est se mentir à soi-même. Lorsque je le fais, je sens bien au fond de moi que je ne suis pas totalement honnête envers moi-même, tout en choisissant de l'ignorer. Certes, ce n'est pas forcément problématique de conserver des choses peu utiles chez soi, au cas où, tant qu'elles sont peu nombreuses ! Cela devient bien plus gênant lorsque l'on utilise la même excuse pour un grand nombre de choses. D'autant qu'il existe d'autres excuses.

« C'est un cadeau de (...) »

« C'est un cadeau de [insérez le prénom de quelqu'un qui est en mesure de s'apercevoir que vous vous êtes séparé de son cadeau]. » Le « coup » du cadeau... quel sacré piège ! Combien de fois vous êtes-vous vu offrir un cadeau que vous n'appréciiez pas trop sans oser, à juste raison, l'avouer à la personne qui vous le remettait ?

On m'a un jour offert un sac à main amusant, une sorte de clin d'œil. Ce sac à main, je ne l'ai jamais utilisé, ce qui ne m'a pas empêchée de le conserver pendant au moins trois ans ! Même si je le trouvais à mon goût, il n'était absolument pas fonctionnel. Je n'avais donc pas de vraie raison de le garder, si ce n'est qu'il s'agissait d'un cadeau.

Il m'aura fallu attendre des années et deux déménagements avant de dire « ça suffit ! » et enfin m'en séparer. Même si c'était très aimable à moi de vouloir ménager les éventuels sentiments de la personne qui me l'avait offert, nos relations s'étaient distendues avec le temps et elle n'avait plus aucun moyen de savoir si je l'avais ou non conservé. Je l'avais essentiellement gardé parce qu'il faisait en quelque sorte partie du décor, et qu'à force je l'avais pratiquement oublié. Et quand bien même nous serions restés proches, il y a fort à parier que l'auteur du cadeau aurait lui aussi fini par l'oublier, et se serait parfaitement remis de la disparition de ce sac.

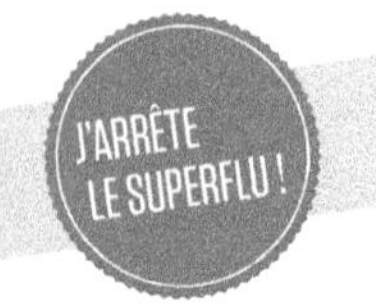

« Ça vaut/vaudra une fortune ! »

Lorsque l'on pense posséder quelque chose de précieux, il est souvent bien instructif de faire estimer sa valeur réelle : en général, il y a de quoi descendre de son nuage !

Pour les objets les plus simples, un petit tour sur eBay, de façon à voir à quel prix d'autres vendent un objet similaire, permet d'avoir une estimation correcte. C'est généralement à ce moment-là que l'on réalise que cet objet que nous gardons précieusement ne vaut en réalité pas grand-chose, ou pire, qu'il a perdu de la valeur au fil du temps.

S'il s'avère que l'objet concerné, qui n'a aucune utilité pour vous, vaut réellement une fortune, pourquoi ne pas le mettre en vente dès maintenant ? Si vous souhaitez le léguer à vos enfants, pourquoi ne pas le mettre véritablement à l'abri, dans un endroit sécurisé, hors de votre domicile (où il est probablement mal conservé, et pourrait être volé en cas de cambriolage) ?

« C'est un souvenir »

Il est souvent très délicat de se séparer des souvenirs qui nous semblent irremplaçables. Mais le sont-ils vraiment ? Et surtout, le sont-ils tous ?

Lorsque ma mère a jeté ce qui m'avait fait office de « doudou » pendant toute mon enfance, je lui en ai un peu voulu. Je ne l'utilisais plus, mais c'était un souvenir précieux à mes yeux. J'aurais voulu le garder pour parfois le toucher, le sentir… Mais en réalité, une vingtaine d'années plus tard, il me suffit d'y penser pour le voir. Il me suffit de me visualiser le tenant entre mes mains pour me souvenir de sa texture. Il me suffit de m'imaginer sentir son odeur pour ressentir des émotions que j'aurais bien du mal à vous décrire. En fait, il n'a jamais quitté ma mémoire, ni mon cœur. Et je n'ai pas besoin de l'avoir réellement entre les mains pour raviver ces souvenirs.

Possessions matérielles, sentiments et besoins

Ces « bonnes excuses » vous rappellent certainement quelque chose. Vous aussi, vous vous accrochez sans doute à certaines d'entre elles pour justifier la conservation de certains objets, et ce, même si vous vous sentez véritablement encombrés.

Ces excuses ne viennent pas de nulle part et ne font pas de vous quelqu'un de superficiel. Elles sont liées à des sentiments, et répondent à des besoins. Le tout est de ne pas se laisser déborder entièrement : c'est une question d'équilibre.

M'accrocher à l'idée que quelque chose peut toujours servir, c'est aussi avoir peur de manquer de quelque chose.

Conserver des vêtements qui ne sont plus à ma taille, c'est m'accrocher à l'espoir de retrouver le poids de mes vingt ans.

Dire que je vais me remettre au sport, c'est affirmer que je n'ai pas baissé les bras et que je compte reprendre ma forme et ma santé en main.

Garder un cadeau qui ne me plaît pas, peut venir d'un désir de ne pas blesser, ou de garder une preuve d'affection tangible.

Penser que quelque chose vaut beaucoup d'argent, c'est peut-être le signe de la valeur sentimentale que l'on accorde à cet objet, de la beauté que l'on y voit, ou encore l'espoir de posséder un trésor qui pourra un jour nous sortir de difficultés financières.

Conserver un objet en tant que souvenir, cela peut être la peur d'oublier…

Beaucoup d'espoir, de peur et d'amour peut se cacher derrière ces excuses que nous nous trouvons… Mais tous les objets peuvent-ils réellement garder intactes ces émotions ? Peuvent-ils combler nos vies, panser nos plaies, réchauffer nos cœurs ? Est-ce que, leur nombre croissant, notre bonheur et notre confiance en nous augmentent ? Je n'en suis pas si certaine.

En fait, il suffit parfois d'expérimenter la vie sans eux durant une durée déterminée pour se rendre compte que leur absence ne change rien.

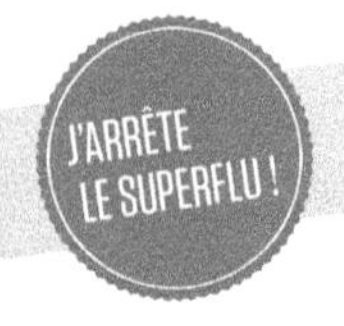

Bilan du jour et planification

- Je vous invite pour clore cette journée à faire un petit exercice.
- Identifiez, sans aller jusqu'à fouiller de fond en comble, les objets que vous n'avez pas utilisés depuis plus d'un an.
- Établissez votre liste.

....

....

....

- Si vous possédez des vêtements qui ne sont plus à votre taille, ne pourriez-vous pas en laisser partir quelques-uns pour n'en garder que deux par exemple ? Parmi vos équipements sportifs, n'y en a-t-il pas qui deviennent trop encombrants ou qui finissent par s'abîmer ? Ne pensez-vous pas que, le moment vraiment venu, vous pourriez racheter les vêtements et équipements nécessaires ? N'avez-vous pas d'autres moyens de vous rappeler des bons moments, plutôt que d'accumuler des souvenirs d'un même événement ? Certains souvenirs ne pourraient-ils pas prendre des formes différentes ?
- Sur la base de ces questionnements et après mûre réflexion, établissez la liste des objets dont vous pourriez vous séparer facilement.

....

....

....

• Passez à l'action : séparez-vous des objets qui vous apportent le moins en les donnant, en les mettant en vente, ou en les jetant s'ils sont trop usés.

• Parmi les objets que vous avez choisi de garder, choisissez-en quelques-uns dont vous pensez ne jamais pouvoir vous séparer, et rangez-les soigneusement hors de votre vue. Mettez-les dans une boîte ou un carton, que vous rangerez dans votre cave, grenier ou au fond d'un placard, et n'y touchez pas pendant 30 jours. À votre avis, comment allez-vous vivre cette séparation ?

....

....

....

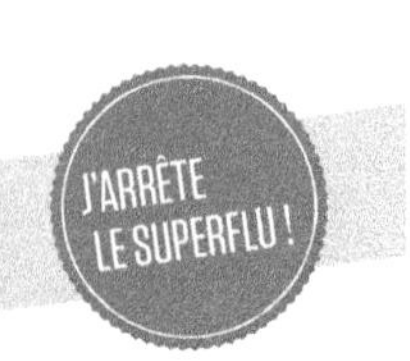

JOUR 9

Je transforme le matériel en immatériel

D'après vous, qu'est-ce qui n'est pas forcément beaucoup utilisé, peut prendre beaucoup de place, et pourrait en prendre infiniment moins ?

La première réponse qui vous viendra à l'esprit sera peut-être « les papiers » ! Et même si ce n'est pas la seule réponse possible, c'est en effet la plus évidente.

Assurances, impôts, bulletins de salaire, contrats, factures... Entre ceux que nous devons conserver pendant de nombreuses années, et ceux que nous gardons longtemps sans être sûrs de devoir le faire, des pans entiers de nos armoires peuvent être remplis de papiers. Mais est-ce réellement la meilleure solution ? Rien n'est moins sûr, car que se passerait-il si votre habitation devait prendre feu ? Tous ces précieux papiers viendraient à disparaître.

Numériser

Pour ma part, j'ai commencé à faire quelque chose que j'aurais dû faire depuis longtemps : numériser.

Je ne vais pas vous mentir : scanner tous ses papiers peut prendre un temps fou. Mais il n'est jamais trop tard pour commencer, et surtout, rien ne vous oblige à tout faire en une fois, ce qui est de toute façon irréalisable lorsque l'on a des années, voire des décennies, de papiers à dématérialiser.

Pourquoi numériser ses papiers ?

Numériser ses papiers permet d'y accéder plus facilement, et pourquoi pas depuis n'importe où si vous stockez les fichiers en ligne, que vos originaux soient coincés au fond d'une armoire ou rangés hors de chez vous.

Cela facilite également le classement et la réorganisation des dossiers : vous avez une meilleure vue d'ensemble, et quelques clics suffisent pour déplacer, copier, ou renommer.

Par ailleurs, il n'est pas toujours nécessaire d'accéder aux originaux lorsque l'on a besoin de retrouver une référence, et la recherche est grandement facilitée : plus besoin d'éplucher minutieusement chaque dossier, ni de lire des pages entières : il suffit de lancer une recherche globale ou partielle sur votre ordinateur pour retrouver ce que vous cherchez.

Quels papiers numériser ?

Idéalement, tous ! Ou en tout cas, tous ceux que vous comptez garder. Cela va donc des papiers administratifs aux notes griffonnées, en passant par les cartes de visite et les recettes découpées dans les magazines, etc.

Où stocker les papiers numérisés ?

Vous pouvez les stocker sur votre ordinateur, mais à moins de faire des *back-ups* régulièrement, cela peut être un peu risqué, puisque vous avez plus de chances que votre ordinateur tombe en panne que de voir votre maison partir en flammes ! Il est donc plus raisonnable d'opter pour un stockage multiple : sur DVD et/ou disque dur, et en ligne, dans le *cloud*. Des services tels que DROPBOX ou SUGARSYNC (qui offrent tous deux un espace de stockage gratuit) vous permettront de stocker vos documents en ligne et d'y accéder depuis n'importe quel ordinateur connecté à internet.

Par ailleurs, pour tout ce qui est notes, coupures de magazines, ou cartes de visite, Evernote sera certainement l'outil idéal.

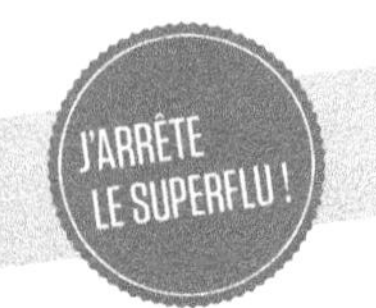

Dématérialiser

Y a-t-il autre chose qui pourrait être dématérialisé ?

Si vous vous êtes posé cette question, cela signifie que vous avez lu ce qui précède très attentivement, bravo !

Effectivement, il n'y a pas que les papiers qui peuvent être numérisés. Il y a également les livres, la musique, les DVD, les photos… et toutes sortes de souvenirs.

Les livres

S'il n'est pas question de scanner toutes les pages de vos ouvrages, vous pouvez cependant envisager d'investir dans une liseuse. Il s'agit certes d'un investissement, mais si l'emprunt à la bibliothèque ne vous tente pas, c'est un excellent moyen de gagner beaucoup de place (vous pouvez conserver plus de mille livres !) tout en conservant un confort de lecture. Si vous possédez une tablette, il vous est également possible d'y acheter des œuvres littéraires. La lecture y est moins agréable que sur une liseuse, mais cela peut vous permettre de tester la lecture numérique.

Les autres produits culturels

Concernant les autres produits culturels, la grande majorité des albums musicaux sortent à présent également en version numérique. Par ailleurs, vous pouvez aussi, pour le prix d'un abonnement raisonnable, accéder à presque toute la musique existante sans rien télécharger grâce à des services tels que Spotify ou Deezer. Si vous êtes déjà équipé d'un ordinateur, vous pourrez écouter toutes ces musiques depuis votre domicile, et si vous possédez un smartphone, vous pourrez y accéder depuis n'importe où, y compris sans connexion internet, pour peu que vous ayez synchronisé votre appareil au préalable (pour un abonnement un peu plus coûteux, certes, mais qui reste tout à fait rentable comparé à l'achat d'innombrables CD).

Et si l'offre est moins alléchante en matière de films, vous pouvez malgré tout passer par la vidéo à la demande (VOD), disponible chez la plupart des fournisseurs d'accès à internet (sans oublier la possibilité de louer vos films dans un vidéo club !).

Les souvenirs

Si vous ne l'avez pas déjà fait, vous pouvez numériser vos photos papier ! Elles se sont peut-être déjà altérées avec le temps ou ont été abîmées par diverses manipulations.

Vous possédez sans doute certaines photos très anciennes que vous souhaitez conserver physiquement parce qu'elles sont uniques et rares. C'est aussi mon cas. Il est hors de question que je m'en sépare justement parce qu'elles ont une valeur inestimable à mes yeux : soit parce que ce sont de très vieilles photos de famille, soit parce que ce sont de magnifiques tirages qui les font passer au rang d'œuvre d'art. Vous n'êtes évidemment pas obligé de vous en séparer ! Mais avez-vous vraiment besoin de conserver vos photos de soirées des années quatre-vingt-dix ? Au format numérique peut-être, mais au format papier, est-ce bien nécessaire ? Hop ! Direction le scanner !

Mais les photos ne sont pas les seuls souvenirs que vous devriez penser à numériser : les cartes postales et les lettres peuvent l'être également. Alors, si vous souhaitez vous remémorer jusqu'à vos vieux jours les courriers que vous échangiez avec votre meilleur ami lorsque vous étiez en colonie de vacances, pourquoi ne pas les dématérialiser ?

Au passage, j'en profite pour revenir sur les souvenirs qui ne peuvent pas passer au scanner. Ces choses que l'on vous a offertes ou que vous avez achetées au cours de voyages, ou que vous avez conservées au fil des ans sans jamais y jeter un œil… Plutôt que de les laisser moisir à la cave ou au grenier en raison de leur

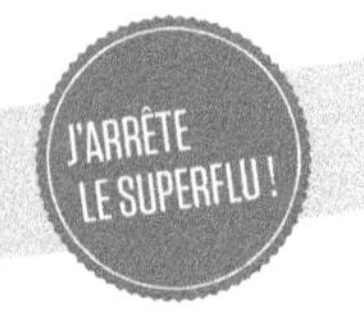

statut quasi divin de « souvenir », pourquoi ne pas les prendre en photo ? Vous pourriez même vous amuser à les prendre en photo en situation, en reconstituant artificiellement le décor des vacances au cours desquelles vous avez acheté ce *djembé* ! On se déguise et on reconstitue le contexte, de façon à raviver du mieux possible le souvenir en regardant la photo.

Vous pouvez aussi, dans le même esprit, créer un album photo en ligne en prenant soin de donner une légende à chaque photo : cela vous donnera l'occasion de décrire le toucher ou l'odeur de l'objet, ce qu'il vous évoque... N'est-ce pas une façon créative et originale de se souvenir ?

☑ Bilan du jour et planification

- Il est vrai que numériser représente beaucoup de travail. Il n'est donc certainement pas question de numériser toutes vos affaires aujourd'hui. Mais peut-être pourriez-vous commencer à mettre en place des actions et des stratégies dès maintenant ?
- Vous pourriez, par exemple, commencer par acheter une liseuse pour y lire les prochains livres que vous achèterez, ou bien passer à la musique en ligne. Vous pourriez aussi, pourquoi pas, commencer par scanner les documents reçus par la poste la semaine dernière avant de les archiver.
- Pour la suite, pourquoi ne pas planifier 30 minutes par semaine (ou plus si vous vous en sentez capable) pour scanner vos archives petit à petit ? Vous n'irez peut-être pas très vite, mais vous irez !
- Alors, quelles actions concrètes allez-vous mettre en place dès aujourd'hui ?

....

....

....

JOUR 10

Je fais le tri dans les produits périssables

En lisant le thème de cette journée, vous aurez peut-être envie de passer au suivant. Comme je vous comprends... Il n'a vraiment rien d'amusant ! Qui a envie d'aller déterrer des produits potentiellement périmés ? Personne. C'est d'ailleurs souvent pour cette raison que beaucoup de gens découvrent de nombreux produits périmés lorsqu'ils déménagent (quand ils arrivent à les identifier !). Nous allons donc aujourd'hui partir à la chasse aux produits périmés.

L'alimentation

Concernant les produits alimentaires, la tâche nous est facilitée puisque les emballages indiquent très clairement la date de péremption. Il vous suffit donc d'ouvrir les placards de votre cuisine et d'aller chercher ceux qui se cachent tout au fond, car ils ont certainement été achetés il y a un moment. N'oubliez pas d'examiner les épices, sachets de thé et autres produits que vous consommez épisodiquement, ce sont souvent ceux qu'on laisse se périmer sans s'en rendre compte.

De même, il est possible que vous retrouviez par exemple un paquet de riz entamé alors que vous en avez racheté il y a peu de temps. Si le produit en question est toujours consommable, faites-le repasser à l'avant du placard pour le terminer avant de reprendre le plus récent !

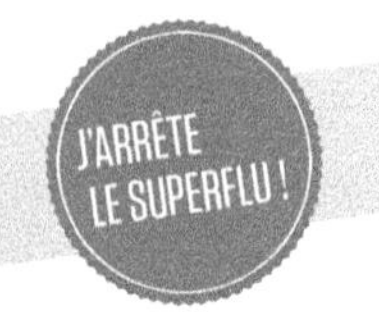

Examinez votre réfrigérateur et votre congélateur, et faites de même : inspectez les dates de péremption, jetez ce qui est périmé, et… n'oubliez bien évidemment pas de jeter un œil aux restes. Depuis combien de temps sont-ils là ? Y a-t-il des traces de moisissure ? Si c'est le cas, ou qu'ils ont changé de couleur ou d'odeur, oust ! Poubelle !

Attention de tout même, si la loi impose de mentionner une date de péremption, certaines denrées peuvent rester malgré tout consommables passé cette date. Faites donc votre tri avec discernement !

Et profitez donc de ce grand ménage pour nettoyer vos placards et votre réfrigérateur afin de repartir sur des bases saines.

Les cosmétiques

Votre salle de bains regorge de produits périssables. Pourtant, beaucoup d'entre vous l'ignorent. En effet, la plupart des produits de soin ou de beauté ne comportent pas de date de péremption. Mais peut-être avez-vous déjà remarqué un petit visuel représentant un pot ouvert portant une inscription composée d'un nombre suivi de la lettre « M » ? Il s'agit de la durée de conservation du produit une fois ouvert. Et croyez-moi, peu de ces produits devraient être conservés au-delà de 12 mois dans le meilleur des cas (rares sont ceux qui peuvent l'être durant 24 mois).

Qu'il s'agisse de shampoing, de gel douche, de maquillage, ou de crème, il va falloir vous faire à cette idée : si vous avez gardé certains pots ou flacons plusieurs années après les avoir testés, ne serait-ce qu'une ou deux fois, ils sont bons pour aller à la poubelle. Oui, même cette ombre à paupières hors de prix que vous réservez aux grandes occasions ! Je le sais pour l'avoir découvert moi-même récemment. C'est bien la mort dans l'âme et le pas lourd que j'ai accompagné tous ces produits vers leur nouvelle vie au fond de ma poubelle.

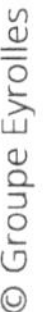

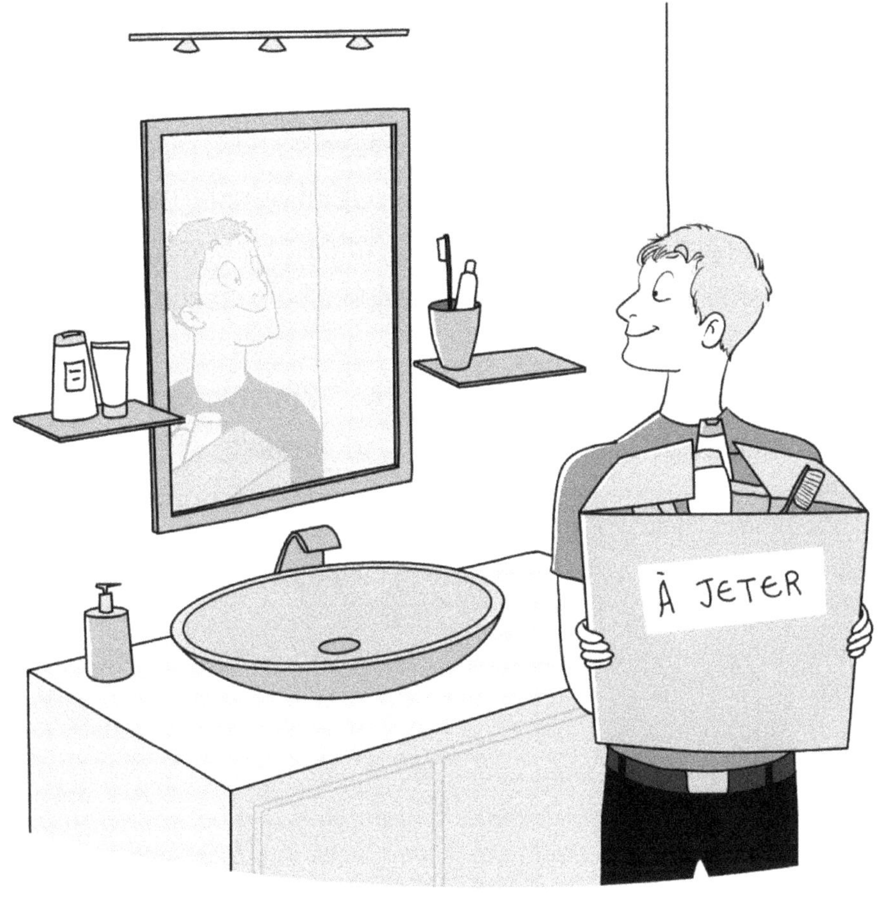

C'est à présent votre tour. Soyez fort, vous pouvez le faire. Consolez-vous en vous rappelant que vous faites de la place, et que vous prenez également soin de votre corps au passage !

Les produits d'entretien

Il vous sera certainement plus difficile encore d'identifier les produits d'entretien et de nettoyage périmés. Rien n'est indiqué sur les emballages. Sachez toutefois qu'il est recommandé d'utiliser la plupart de ces produits dans les trois mois suivant l'achat. Après, ils sont moins efficaces. Par ailleurs, la javel se dégradant avec le temps, il est recommandé d'utiliser les produits en contenant dans l'année qui suit l'achat, ce chiffre tombant à trois mois lorsqu'il s'agit de berlingots !

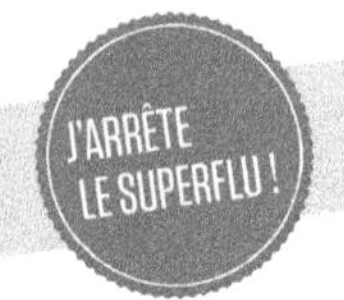

Bilan du jour et planification

• Alors, par quoi allez-vous commencer ? Selon le nombre de produits en votre possession, cette étape prendra plus ou moins de temps, mais peut être effectuée relativement rapidement, car cela ne demande pas tant de réflexion que ça. Quel que soit le temps dont vous disposez aujourd'hui, attaquez-vous au moins à une zone.

• Par quelle zone allez-vous commencer ? Les cosmétiques ? L'alimentation ? Les produits d'entretien ? Écrivez vos intentions d'action ci-dessous, et foncez !

....

....

....

JOUR 11

Je remets en question ma garde-robe

Peut-être avez-vous frémi en lisant le titre de cette étape. Je l'aurais fait si je l'avais lu dans un livre il y a quelques années. Et pour cause : cela a toujours été le point noir de mes lieux de vie successifs. J'ai longtemps eu plus de vêtements que je n'en portais réellement, une paire de chaussures pour toutes les occasions ou presque, *idem* pour les accessoires... Sans oublier, bien sûr, les sous-vêtements.

Pour être tout à fait honnête, je n'en ai pas eu conscience pendant des années, jusqu'au jour où, pendant mes vacances, ma mère, qui est particulièrement bien ordonnée (bien plus que moi, cela va sans dire !), n'avait pu s'empêcher de faire un peu de rangement dans mes affaires en mon absence. C'est ainsi qu'elle découvrit mon terrible secret, secret dont je n'étais moi-même pas au courant ! J'appris donc que je possédais une trentaine de sous-vêtements, trois jupes en jean quasi identiques, et quatre paires de *leggings*, entre autres. Face à ce constat désarmant, je ne pus que répondre : « Je pensais que je les avais perdus ». Je devais avoir 22 ans à l'époque, et j'avais l'impression d'être une enfant dont les bêtises venaient d'être découvertes.

Tout aurait pu s'arrêter ici, et j'aurais pu, forte de cette prise de conscience soudaine, décider de mettre un terme à ces achats peu réfléchis. Mais il m'aura fallu quelques années supplémentaires, pour notamment découvrir, puis vérifier par moi-même, que 80 %

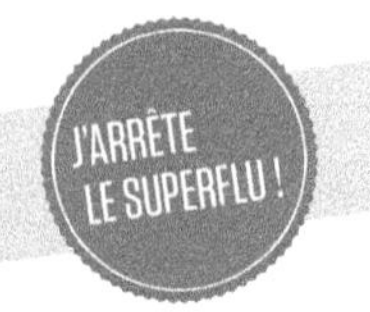

du temps, nous n'utilisons que 20 % de ce que nous possédons. C'est cette découverte qui m'a conduite au désir, que dis-je, au besoin, de simplifier ma vie, et donc, ma garde-robe.

Fort heureusement, si vous lisez ce livre, c'est que vous n'avez pas besoin de longues années supplémentaires pour prendre les choses en main. Si vous n'en ressentez pas réellement le besoin, au moins en ressentez-vous l'envie. C'est un excellent point de départ qui vous rendra la tâche un peu plus facile.

Oui, je dis bien « un peu plus » facile, car faire le tri dans vos vêtements, chaussures et accessoires nécessitera plus de réflexion de votre part que d'identifier les produits périmés de votre salle de bain, par exemple.

Comment faire le tri ?

Il existe différentes façons de faire le tri dans sa garde-robe. Je vais vous confier ici la méthode qui m'a permis de le faire.

Prévoyez trois cartons ou grands sacs : dans le premier, vous mettrez tout ce que vous comptez vendre ; dans le deuxième, ce que vous comptez donner, et dans le dernier, ce que vous comptez jeter.

Ensuite, c'est très simple : sortez le contenu de vos armoires et déposez tout sur votre lit, ou au sol. Examinez chaque vêtement, paire de chaussures ou accessoire, et débarrassez-vous de tout ce qui :

- est trop abîmé (sauf si vous pouvez le réparer dans la semaine à venir, mais ne vous mentez pas : si un vêtement attend depuis des mois d'être réparé, il ne le sera sans doute pas plus dans une semaine !) ;
- ne vous met pas en valeur (trop grand, trop petit, mal coupé, etc.) ;
- n'est pas confortable (les chaussures qui vous font mal, les vêtements dans lesquels vous ne vous sentez pas à l'aise, etc.) ;

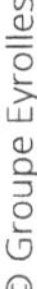

- ne correspond plus à votre style (tout le monde évolue et tout le monde fait des faux pas vestimentaires au moins une fois dans sa vie !) ;
- n'a pas été porté depuis plus d'un an (ce qui permet de laisser leur chance aux vêtements saisonniers).

Si vous vous sentez le courage d'aller plus loin, vous pouvez également vous débarrasser de ce que vous n'avez porté qu'une ou deux fois en un an. Si c'est le cas, c'est qu'il y a une bonne raison.

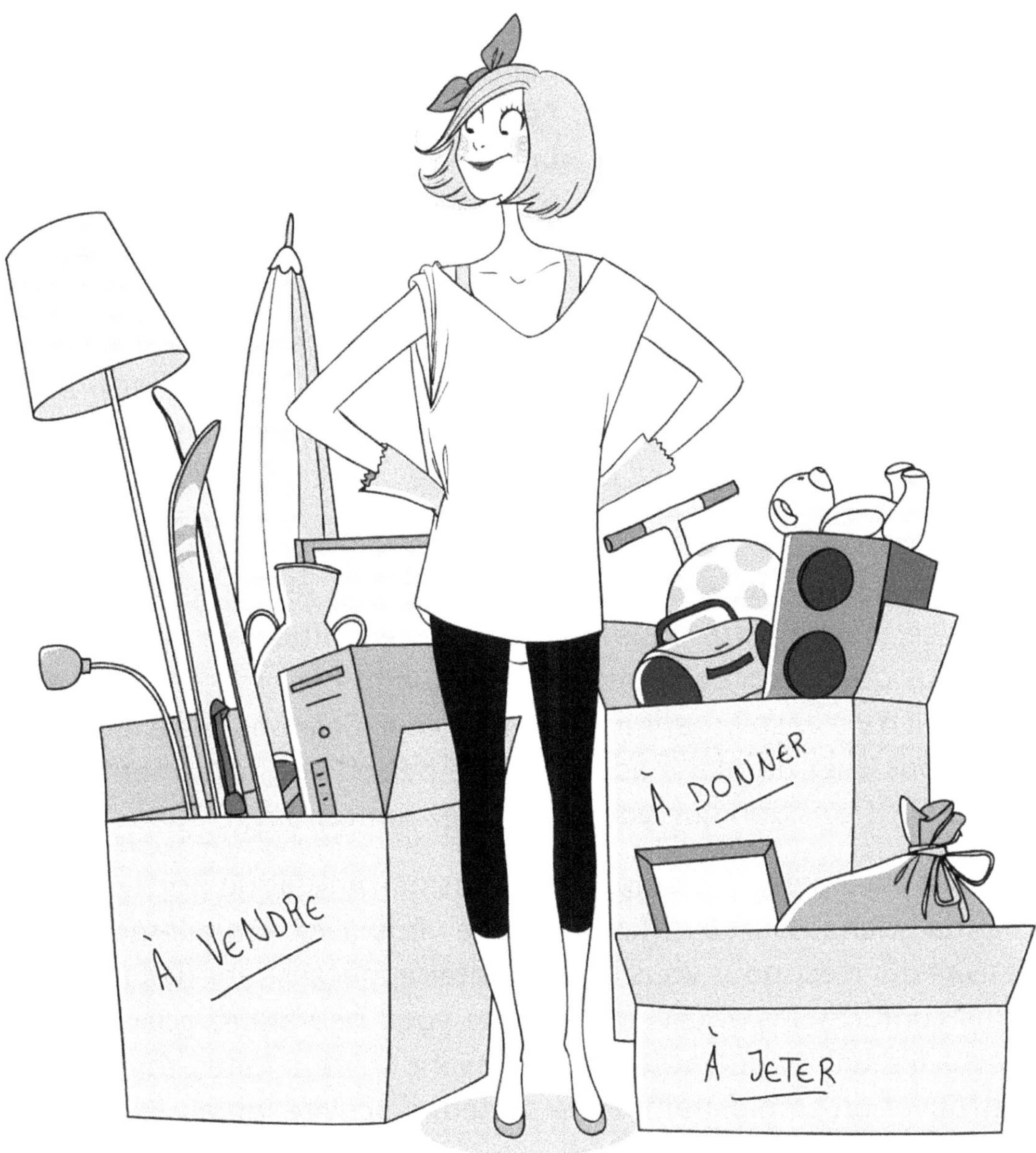

Peut-être s'agit-il de vêtements réservés aux soirées « habillées » ou aux mariages ? Vous pouvez bien évidemment choisir de les conserver, mais pourquoi ne pas opter pour la location à l'avenir, ou investir dans une tenue qui pourra convenir également à d'autres cas de figure ?

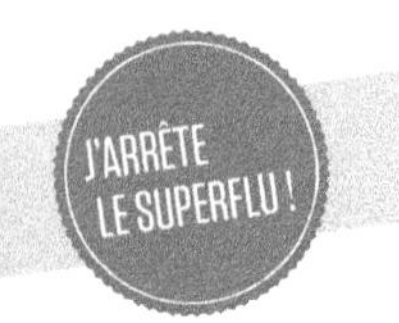

Et si j'ai du mal à faire ce tri ?

Il arrive que l'on soit tellement attaché à ses possessions matérielles qu'il nous est difficile de laisser nos émotions de côté. J'ai eu l'occasion d'observer que cela pouvait être encore plus le cas lorsqu'il s'agit de vêtements. Les vêtements peuvent nous rappeler des souvenirs, certes, mais ils ont ce petit quelque chose en plus que les autres objets n'ont pas forcément : ils nous permettent de nous sentir bien dans notre corps, dans notre peau. Ils peuvent être une armure qui nous protège et cache des faiblesses que nous ne voulons pas montrer à tous, un uniforme qui nous permet de nous fondre dans la masse ou de marquer notre appartenance à un groupe, un outil de revendication de notre différence, le souvenir de ce que l'on a été un jour ou l'espoir de ce que l'on pourrait (re)devenir.

Oui, se séparer de ses vêtements peut être réellement difficile pour certains d'entre nous. Rencontrer ces difficultés ne fait pas de vous quelqu'un de superficiel ! Et quand bien même ce serait le cas, il n'y a absolument aucun mal à cela. Cela peut être le signe que vous avez du mal à accepter une période de transition dans votre vie, transition que vous souhaitez temporaire.

Si vous avez perdu un emploi qui vous permettait de porter vêtements et chaussures raffinés, et que vous avez actuellement un travail qui n'est pour vous qu'alimentaire, nécessitant des tenues plus confortables, il est normal que vous ne vouliez pas laisser partir les habits que vous portiez avant si vous faites tout pour retrouver un emploi dans votre secteur d'activité initial.

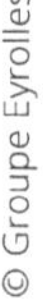

Vous n'avez pas à vous séparer de tout, tout de suite. En revanche, je vous invite à vous demander si vous ne pourriez pas vous séparer de quelques pièces. Peut-être de celles qui sont les mieux entretenues, et que vous pourriez vendre ? Ou bien celles qui sont maintenant passées de mode ? N'oubliez pas qu'à moins que vous possédiez des pièces particulièrement rares, vous pourrez certainement racheter des vêtements similaires ultérieurement… qui vous conviendront sans doute mieux.

D'autres façons de procéder

Il y en a toujours ! Vous pouvez, par exemple, observer ce que vous portez pendant quinze jours consécutifs pour identifier, par élimination, les vêtements qui ne vous sont pas réellement utiles. Cela vous permettra de faire un tri à l'échelle d'une saison, et il vous suffira de réitérer l'expérience lorsque les températures changeront de nouveau.

Vous pouvez également vous fixer un challenge. Le « Projet 333 » par exemple (voir p. 3) consiste à ne porter que 33 pièces (vêtements, chaussures et accessoires) durant 3 mois. Cela peut sembler être un défi presque impossible à relever, et pourtant, c'est faisable !

Bilan du jour et planification

- Par où et comment allez-vous commencer ?
- Tenez compte du temps et de l'énergie dont vous disposez. N'oubliez pas que ce que vous voulez, c'est avancer. Ce qui comptera donc à la fin de la journée, c'est d'avoir avancé, même s'il ne s'agit que d'un petit pas.
- Si vous avez peu de temps devant vous, ou que vous êtes fatigué après une longue journée, faites simple et attaquez-vous au plus petit tiroir. Concentrez-vous sur vos manteaux,

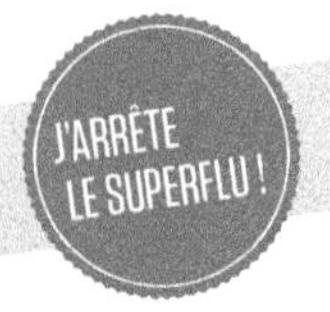

vos chaussures ou vos sous-vêtements plus tard. Mais faites quelque chose dès aujourd'hui, et planifiez vos prochaines actions.

• Alors, à quelle zone allez-vous vous attaquer aujourd'hui concrètement ? Écrivez vos intentions ci-dessous.

....

....

....

• Pour ne pas vous arrêter en si bon chemin, inscrivez dès aujourd'hui l'ordre dans lequel vous poursuivrez les autres zones de votre garde-robe.

....

....

....

JOUR 12

J'inspecte mes rangements

Je vais vous faire une confidence : je préfère ne pas ouvrir mes tiroirs et éviter de fouiller au fond de mes armoires. Parce que je sais. Je sais que ce que je vais y découvrir pourrait bien être désagréable. Je le sais parce qu'à chaque déménagement, je n'ai plus été en mesure de me voiler la face : c'est précisément dans les rangements qu'aiment se cacher toutes les petites choses qui n'ont ni place, ni réelle utilité.

Mais soyons honnêtes : ces petites choses ne se sont pas retrouvées là par hasard, et ne s'y sont pas rendues toutes seules. Je les ai mises là, parce que je ne savais pas où les mettre.

De quelles petites choses parlons-nous ? Des crayons, des stylos, des paquets de mouchoirs presque terminés, des pièces de monnaie, des cartes de visite, des dépliants publicitaires, des journaux, des magazines, des tickets de caisse, un vieux téléphone portable, des piles usagées, des carnets, des feuilles vierges, des factures, des câbles dont la fonction a été oubliée... Et j'en passe !

C'est, de mémoire, la liste des objets que j'ai pu retrouver dans mes différents tiroirs et autres rangements au fil des années. Et même si à chaque déménagement, bon nombre d'entre eux ont disparu, j'ai toujours trouvé le moyen, en parallèle, de simplement tout mettre dans un carton intelligemment nommé « divers ». Qu'il était pratique, ce carton ! Du moins jusqu'à ce que je le déballe dans mon nouveau lieu de vie. Généralement, le déballage s'accompagnait d'un long soupir. Parfois, je prenais quelques minutes pour faire un tri rapide et me séparer de certains objets. Parfois non. Dans ce cas, je me contentais de placer le bazar au même endroit qu'avant : dans un tiroir.

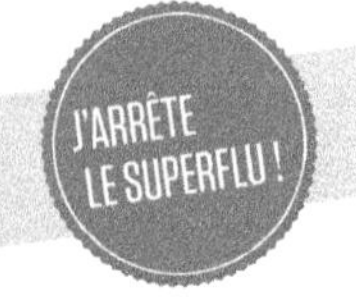

Inutile d'attendre de déménager pour se débarrasser du contenu des « tiroirs fourre-tout ». Cela reste une possibilité, bien sûr, mais avez-vous envie de continuer à devoir retourner tout un tiroir pour retrouver ce qui a disparu ?

Alors comment faire pour trier efficacement ?

Il faut s'armer de courage et prendre les choses en main de façon à s'attaquer de front au problème. Mon conseil : ne perdez pas une minute de plus une fois la lecture de cette étape terminée !

Plus concrètement, il suffit d'adapter la méthode utilisée pour votre garde-robe : choisissez un tiroir, un placard, ou une boîte de rangement, et videz intégralement son contenu sur une table. Ensuite :

- rangez ce qui ne l'est pas au bon endroit (par exemple, factures, stylos, etc.) ;
- jetez les papiers inutiles (par exemple, tickets de caisse, vieux journaux ou magazines, etc.) ;
- jetez ce qui est abîmé, vieux, ou qui ne fonctionne plus (par exemple, stylos, correcteurs, câbles inutiles, pièces détachées d'objets, etc.) ;
- donnez ou mettez en vente ce qui ne vous sert plus, mais peut servir à quelqu'un d'autre.

Cette fois encore, inutile de voir trop grand si votre temps est limité. Mieux vaut commencer par de petites actions plutôt que d'attendre d'avoir beaucoup de temps devant soi !

Bilan du jour et planification

• Identifiez dans un premier temps, pièce par pièce, les commodes, tiroirs et autres boîtes fourre-tout à inspecter pour un rangement optimal.

....

....

....

• Listez-les par ordre de priorité et commencez dès aujourd'hui à y faire le tri.

....

....

....

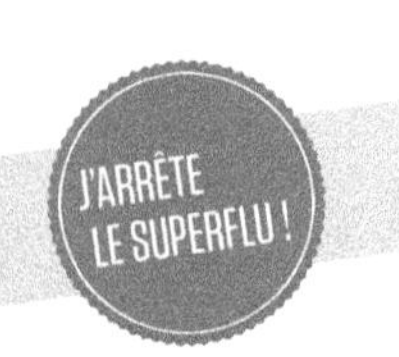

JOUR 13

Je désencombre mon champ de vision

Comme je vous l'ai déjà confié plus tôt, j'ai toujours été quelqu'un de désordonné. Je n'en suis pas fière, loin de là, mais c'est un fait. Ranger les objets à leur place n'est pas quelque chose qui me vient à l'esprit naturellement.

Pourquoi suis-je désordonnée ?

Je peux trouver plusieurs explications (excuses ?) à cela :

- Tout d'abord, je n'ai que rarement vécu dans des lieux suffisamment fonctionnels. Or, lorsque je manque de place, de rangements, que ceux-ci ne sont pas suffisamment bien pensés ou placés, j'ai tendance à ne pas ranger ce que j'utilise régulièrement et ce dont je vais avoir besoin plus tard.
- Ensuite, j'ai une certaine tendance à me laisser aller à la paresse. Et la majeure partie du temps, c'est pour cette raison (ou parce que je suis fatiguée) que je ne range pas. Par ailleurs, la paresse se trouve renforcée par le point précédent : lorsque l'on est un peu paresseux, on n'a bien évidemment pas la moindre envie de devoir chercher chaque jour, ou chaque semaine, des choses rangées dans des endroits peu accessibles !

Quelles conséquences cela a-t-il ?

S'il n'y a rien de dramatique à être désordonné et à laisser traîner de nombreuses affaires, cela a pourtant des conséquences à différents niveaux :

- Tout d'abord, il est généralement plus difficile de trouver ce que l'on cherche lorsque nos affaires ne sont pas rangées. Contrairement à ce que j'ai pu soutenir pendant des années, ce n'est pas lorsque je ne range pas que je retrouve mes affaires. Lorsque je retrouve facilement une chose, c'est parce qu'elle est rangée à sa juste place, ou au pire, parce que mon bazar est « organisé », et mes affaires groupées par type (factures, livres, sous-vêtements...).
- Ensuite, faire le ménage devient plus difficile, plus long et donc, plus fatigant et pénible. Comment voulez-vous faire la poussière rapidement si vous devez soulever chaque objet présent sur vos meubles ? N'est-ce pas fatigant, voire énervant, de devoir déplacer chaque paire de chaussures ou sac traînant par terre pour pouvoir passer l'aspirateur ou lessiver le sol ? N'est-ce pas une perte de temps et d'énergie dont vous pourriez vous passer ?
- Enfin, tout ce qui traîne et n'est pas à sa place encombre votre champ de vision, votre horizon, et assombrit votre intérieur. Si une vue dégagée apporte calme et sérénité, et la lumière régénère et donne de l'énergie, l'inverse est aussi vrai : vivre dans un environnement sombre avec un champ de vision obstrué par de nombreux objets est oppressant. C'est un moyen très efficace de perdre de l'énergie, de se sentir plus facilement abattu, d'avoir le sentiment de suffoquer... Bonjour le stress !

Comment changer ?

Il n'y a malheureusement pas de méthode miracle. Vous avez souvent la flemme ? Cela vous arrivera encore, et cela m'arrive encore. Votre lieu de vie est trop petit et laisse peu de possibilités

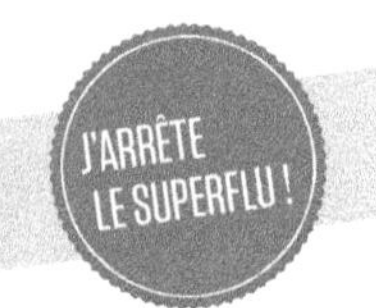

de rangements fonctionnels ? À moins que vous n'ayez la possibilité de déménager, il faudra composer avec ces données.

Et c'est là que simplifier sa vie et désencombrer son intérieur devient un atout de choc : moins vous posséderez de choses, plus facilement (et rapidement !) vous pourrez les ranger.

Si vous avez suivi les suggestions de ce livre jusqu'ici, vous avez déjà fait un immense « débroussaillage ». Même si vous ne vous êtes pas séparé de tout ce dont vous pourriez vous séparer, ce n'est pas grave. Vous avez déjà fait de la place dans votre bibliothèque, votre garde-robe, vos placards, vos tiroirs, etc., ce qui vous permet de ranger les choses que vous souhaitez ou devez garder, mais qui ne sont pas actuellement rangées.

Il est temps à présent de vous assurer que ce qui traîne va effectivement rester en votre possession.

Pour cela, vous allez vous attaquer à chaque surface plane (bureau, table de chevet, table à manger, commode, sol, plan de travail, etc.) et inspecter les objets que vous y trouverez. Comme précédemment, vous allez procéder par étapes :

- rangez ce qui ne l'est pas au bon endroit (par exemple, factures, courriers, livres, chaussures, sacs, etc.) ;
- jetez ce qui est abîmé, vieux, ce qui ne fonctionne plus, et ce que vous n'avez pas utilisé depuis 6 mois ou un an (dépliants, catalogues, briquets ou encore emballages vides, etc.) ;
- donnez ou mettez en vente ce qui ne vous sert plus, mais peut servir à quelqu'un d'autre.

L'objectif ici est de conserver le moins de choses possibles sur vos meubles et au sol. Une table à manger, ou une table basse, ne devrait pas porter plus d'un élément décoratif. Un bureau ne devrait pas porter plus qu'un ordinateur, et éventuellement un bloc de papier et un pot à crayons. Votre table de chevet ne devrait pas porter plus d'une lampe et un livre, etc.

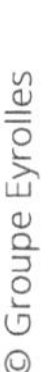

Vos tiroirs ont été vidés de leurs contenus inutiles : profitez-en pour y ranger les choses que vous devez conserver ! Si vous n'avez pas suffisamment de rangements dans votre bureau par exemple, investissez dans un bloc de tiroirs. On en trouve un peu partout à des tarifs très raisonnables.

Une fois le tri et le rangement effectués, profitez-en pour faire un grand ou petit ménage, et appréciez la facilité et la rapidité avec laquelle vous pouvez à présent le réaliser.

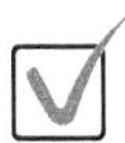

Bilan du jour et planification

• Alors, à quelle zone allez-vous vous attaquer aujourd'hui concrètement ? Comme toujours, n'essayez pas d'en faire trop en une fois. Fixez-vous un objectif réaliste compte tenu de la taille de votre habitation, et commencez par les zones qui vous « bouffent » le plus votre énergie, ou vous stressent le plus.

• Listez pièce par pièce les endroits à désencombrer, priorisez-les et commencez à trier dès aujourd'hui.

....

....

....

JOUR 14

Je me sépare des objets intelligemment

Pendant des années, je n'ai pas eu à me soucier de savoir ce que j'allais faire des objets dont je me séparais : je gardais tout, y compris des vêtements que je n'avais jamais porté et qui portaient encore leur étiquette. Lorsque je me décidais enfin à ne pas conserver quelque chose, c'était tout simplement parce qu'elle n'était plus en état, ainsi ce qui ne fonctionnait plus ou était trop abîmé partait donc directement à la poubelle.

Les seuls objets en état dont je me séparais de temps à autre étaient des appareils électroniques. Dans ce cas, deux possibilités se présentaient à moi : soit il s'agissait d'un objet ayant une faible valeur, comme un téléphone portable (souvenez-vous, avant l'arrivée des smartphones…), et je le donnais à une personne de mon entourage ; soit il s'agissait d'un objet qui avait encore une certaine valeur sur le marché, auquel cas je le mettais en vente sur eBay, ce qui me permettait de récupérer un peu d'argent pour l'achat du « remplaçant ».

Vendre sur internet

Lorsque j'ai commencé à m'intéresser à la simplicité, et que j'ai décidé d'entamer un grand désencombrement, j'ai constaté que certains objets ou vêtements en bon état ne trouvaient pas preneur dans mon entourage, et que parfois, leur mise en vente demandait trop de temps et d'énergie pour un retour sur investissement trop faible. En d'autres termes, lorsque l'on a beaucoup de petites choses sans valeur à mettre en vente sur internet, cela ne vaut parfois pas la peine de passer trop de temps à prendre une photo, à y ajouter une description et des conditions, à faire la queue à La Poste ou à fixer un rendez-vous, pour ne récupérer au final que cinq ou dix euros.

Attention : je ne dis en aucun cas que c'est toujours une perte de temps. C'est au contraire un excellent moyen pour toutes les personnes qui rencontrent des difficultés financières, de faire rentrer un peu d'argent, tout en ayant le plaisir de faire le vide chez elles. Imaginez que vous vendiez vingt-cinq livres à deux euros ! Même si cela ne représente pas une somme d'argent folle, une personne seule qui a du mal à joindre les deux bouts certains mois pourra grâce à cela remplir son réfrigérateur.

Pour déterminer si, pour vous, cela vaut le coup de vendre sur internet, il faut prendre le temps d'évaluer la situation. Je vous invite donc à répondre aux questions suivantes :

- À quel prix puis-je espérer vendre cet objet ? Basez-vous sur le prix d'achat, la marque, l'état général, mais aussi sur les autres objets du même type déjà mis en vente sur internet.
- Est-ce que je souhaite privilégier les remises en mains propres ? Sachez que généralement vous pourrez facilement fixer rendez-vous dans un lieu qui vous arrange, que celui-ci soit près de chez vous, de votre travail, ou quelque part sur la route entre les deux.
- Vais-je étendre la vente au pays entier ? Cela pourra maximiser vos possibilités de vente, mais il vous faudra prendre en compte les frais de port. Le coût n'est-il pas trop élevé une fois les frais de port ajoutés ? Êtes-vous sûr de ne pas sous-estimer le coût d'envoi ? C'est une erreur que j'ai faite une ou deux fois pour de petits objets peu coûteux. Résultat : la vente était sans intérêt puisque cela revenait à donner l'objet.

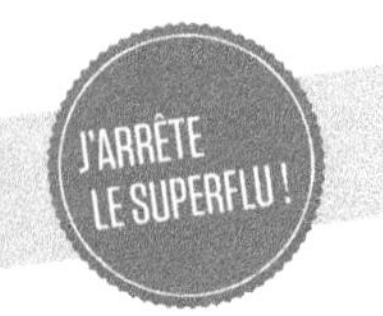

- Est-ce que je préfère passer par un intermédiaire (ebay.fr, fnac.com, amazon.fr, videdressing.com, etc.) pour sécuriser la transaction, ou gérer la vente de A à Z en passant par un site tel que leboncoin.fr ou secondemain.fr, ou encore votre propre site ou blog ?
- Si vous passez par eBay : vais-je opter pour le paiement immédiat, les enchères, ou offrir les deux options ?

Si vous pensiez jusqu'ici que vendre sur internet était aussi simple qu'efficace, vous aurez sans doute changé d'avis en vous posant toutes ces questions !

Toutefois, vendre sur internet peut valoir la peine, si l'on garde en tête la question la plus importante : qu'est-ce que je veux faire de l'argent récolté ? Qu'il s'agisse de remplir le réfrigérateur, de vous offrir un bon restaurant (pour fêter votre désencombrement !), de vous acheter un vêtement qui soit beau, fonctionnel et de qualité pour marquer le coup de votre nouvelle philosophie de vie, peu importe ! Du moment que vous pouvez identifier vos motivations, c'est une excellente et suffisante raison pour vous lancer dans l'aventure.

Il n'y a pas qu'internet pour vendre

Il est vrai que c'est plus ou moins par déformation professionnelle que j'ai pris l'habitude de « penser internet » systématiquement. Toutefois, ce n'est bien évidemment pas le seul moyen pour vendre ses biens.

Que diriez-vous de participer à un vide-grenier, ou d'inviter vos amis et leurs amis chez vous le temps d'une journée pour proposer à la vente les choses dont vous vous séparez ? À peu près tout est possible pour peu que vous ayez un peu d'imagination !

Pour celles et ceux qui aiment le contact humain, ce type d'événement est un moyen aussi efficace qu'agréable de mettre en vente ses objets. Ne négligez pas cette option !

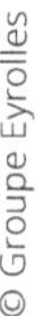

Donner : comment, où et à qui ?

Voilà un acte qui, sur le papier, semble simple : il suffirait de proposer à nos amis et connaissances les objets dont nous n'avons plus l'utilité. Toutefois, pour différentes raisons et selon les objets à donner, cela ne fonctionne pas toujours.

Alors, même si en organisant une journée « don » chez vous en élargissant votre cercle aux amis de vos amis, vous avez encore des objets à donner, plusieurs options s'offrent encore à vous :

- Tout d'abord, pensez aux associations. S'il existe un peu partout dans les grandes villes des conteneurs permettant de déposer des vêtements, certaines associations se déplacent également dans les immeubles à des dates bien précises pour les récupérer. Et si vous souhaitez donner des meubles ou des appareils électroniques, vous pouvez également vous rapprocher d'associations dont les membres se chargent de les réparer avant de les revendre. Cela représente un double bénéfice : non seulement vous désencombrez votre intérieur, mais en plus, vous donnez du travail, et donc un revenu, à des personnes démunies.
- Ensuite, pensez au site freecycle.org. Il s'agit d'un réseau mondial de « recycleurs ». Plutôt que de jeter quelque chose qui peut encore servir (y compris des objets usagés qui peuvent être retapés ou réparés), il vous suffit de poster un message dans le groupe de votre ville (ou la ville la plus proche) : vous recevrez relativement rapidement des réponses de personnes intéressées qui se déplaceront jusque chez vous pour récupérer ce que vous avez à donner. Très pratique et écologique, le groupe permet également de faire des demandes d'objets (à petite dose, tout de même, le but initial étant de proposer au don). On y retrouve aussi bien des particuliers que des associations.
- Enfin, pensez aux marchés gratuits (également appelés *gratiferia*). Ces marchés, qui commencent à se développer, donnent l'opportunité à chacun de venir avec ce qu'il souhaite donner, ou de venir prendre ce qui est donné. Ce n'est donc pas un système

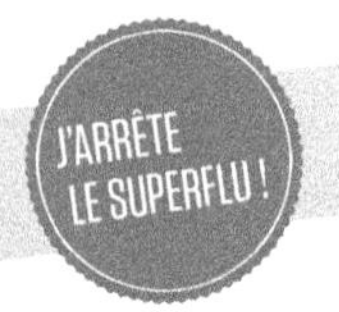

de troc, puisque l'on peut venir se servir sans avoir quelque chose à donner en échange. La seule obligation est de ramener chez soi ce qui n'a pas trouvé preneur. Bien souvent, ces journées sont l'occasion d'animations diverses (concerts, ateliers, etc.), qui rendent l'ambiance particulièrement conviviale. Malheureusement, la tenue de ces marchés reste encore confidentielle y compris dans les grandes villes et l'information n'est pas toujours centralisée. Rejoindre un groupe virtuel Freecycle est le meilleur moyen d'être informé de ce type d'événement, mais une recherche sur internet vous permettra peut-être de découvrir des initiatives locales si celles-ci sont organisées.

Comme vous pouvez le constater, les options qui s'offrent à vous sont nombreuses. Alors avant de jeter des choses qui pourraient encore servir, testez donc quelques-unes de ces possibilités !

☑ Bilan du jour et planification

• Vous êtes prêt à vendre, et pourquoi pas à donner ? Décrivez ci-dessous les actions que vous allez mettre en place immédiatement :

– Listez dans un premier temps les objets que vous souhaitez impérativement vendre.

....

....

....

– Listez maintenant les objets que vous préférez donner plus simplement.

....

....

....

– Identifiez et listez les sites de vente en ligne que vous souhaitez privilégier et prenez connaissance du processus de mise en vente pour être prêt à agir.

....

....

....

– Identifiez et listez les associations autour de chez vous qui acceptent les dons, et planifiez des rendez-vous pour vous désencombrer rapidement de vos affaires.

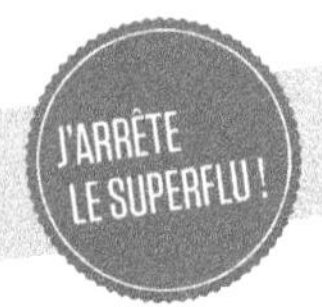
J'ARRÊTE
LE SUPERFLU !

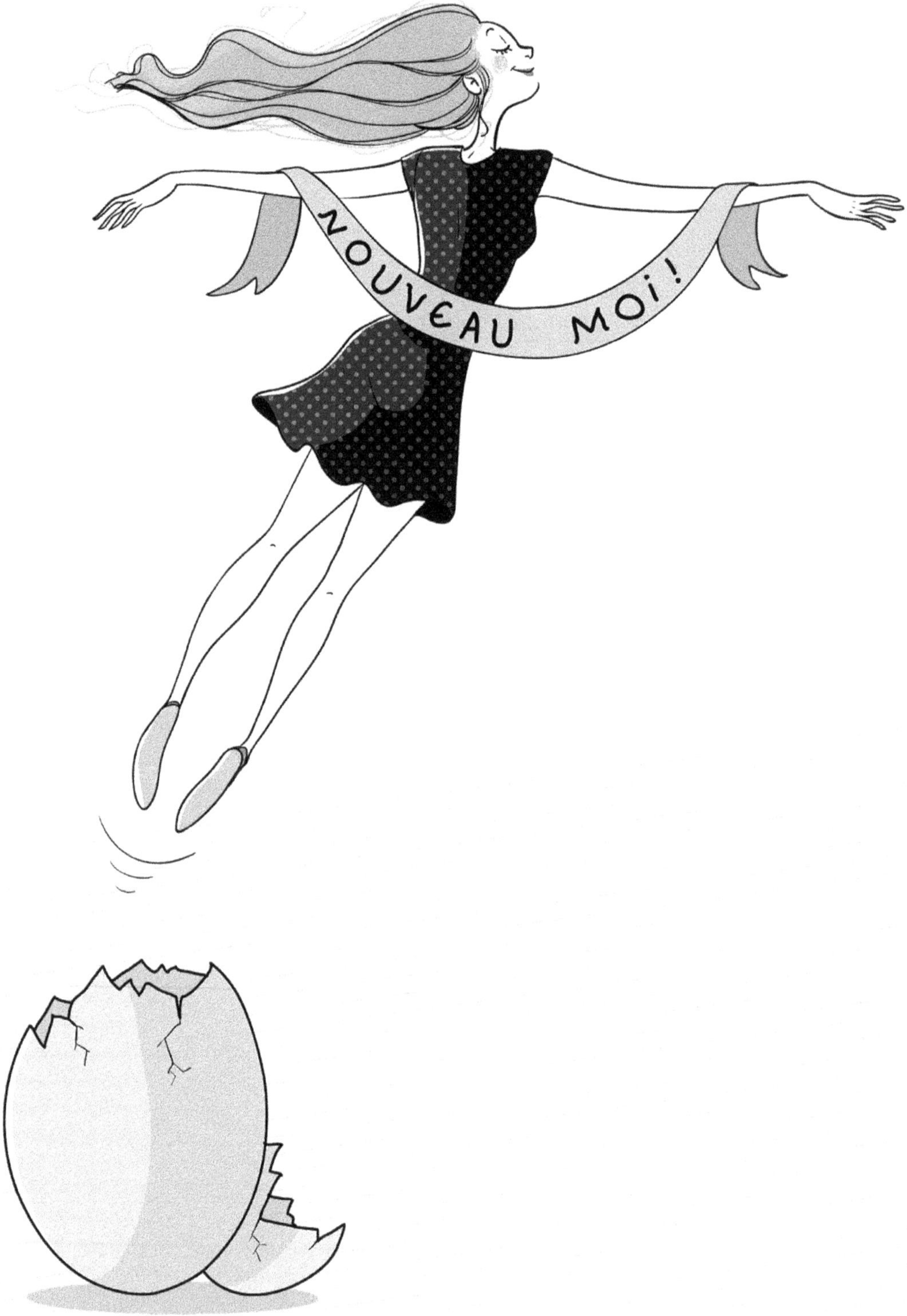

NOUVEAU MOI !

SEMAINE 3

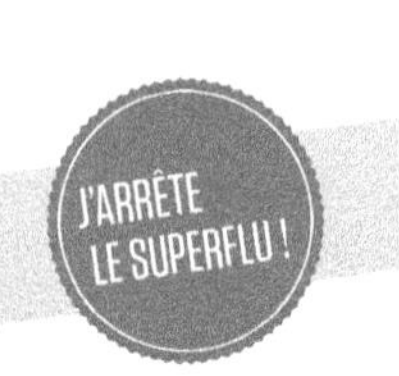

JOUR 15
Je fais le plein

Faire le plein quand il est question de se débarrasser du superflu peut sembler surprenant. C'est pourtant une étape importante pour repartir du bon pied. Le tout est de ne pas le faire n'importe comment !

Lorsque j'ai désencombré mon appartement pour la première fois, j'ai choisi de ne m'attaquer qu'à une partie de mes affaires. Cela me semblait nécessaire pour effectuer ce travail tout en ayant parfaitement conscience de mes choix et en étant sûre de moi. J'avais en effet déjà jeté des choses par inadvertance par le passé, et il n'était pas question que je regrette mes actes de nouveau ! Je n'ai donc pas connu de sensation de vide, et surtout, j'avais encore largement de quoi ne pas me sentir « dépouillée ».

Mais au cours des désencombrements qui ont suivi, j'ai eu l'occasion de me rendre compte que, tout à coup, il me manquait certaines choses. Non pas que je m'étais séparée d'objets importants, mais lorsque l'on se sépare de maquillage ou de produits alimentaires périmés (ou encore de vêtements trop inconfortables ou trop abîmés), on oublie sur le moment qu'il va parfois falloir les remplacer.

De quoi ai-je vraiment besoin ?

Cette question ne trouvera pas de réponse unique. Elle variera autant d'une personne à l'autre que d'un moment à l'autre de la vie de chacun. À vous d'identifier ce dont vous avez besoin, ce qui constitue votre base nécessaire pour fonctionner.

Le plus complexe concernera sans doute votre garde-robe. Entre ce que vous devez porter pour aller travailler et ce que vous aimez porter lorsque vous n'avez pas de contrainte, entre la pression sociale qui nous pousse inconsciemment à porter des choses différentes très régulièrement, et les saisons qui passent, ou encore le simple besoin de changement, il est souvent difficile d'identifier ce dont nous avons réellement besoin.

Pour ma part, voici ce que j'ai pu identifier comme correspondant à mes besoins concernant les chaussures par exemple :

- une paire de bottes à talons ;
- une paire de bottes plates ;
- une paire de ballerines ;
- une paire de sandales ;
- une paire de chaussures ouvertes à talons ;
- une paire d'escarpins ;
- une paire de tennis ou baskets.

Pour mon mode de vie, cela correspond à une très bonne base. Avec ces différentes paires de chaussures, je possède tout ce dont j'ai besoin pour me chausser que le temps soit neigeux ou caniculaire.

Le seul problème potentiel est le choix des couleurs. Généralement, j'opte pour la simplicité en évitant les motifs ou les chaussures bariolées, et je choisis des couleurs passe-partout : noir, beige, ou marron. De cette façon, je suis certaine de pouvoir les accorder avec mes différents vêtements. Mais en réalité, je possède un peu plus de paires de chaussures que cela, en raison de l'incompatibilité de certaines couleurs avec certains de mes vêtements.

Pour le choix des vêtements de base, il faudra là aussi penser à tout, et plus encore lorsque l'on vit dans un pays où les saisons sont marquées, et qu'il faut pouvoir supporter températures négatives et grosses chaleurs.

Comment identifier le strict nécessaire ?

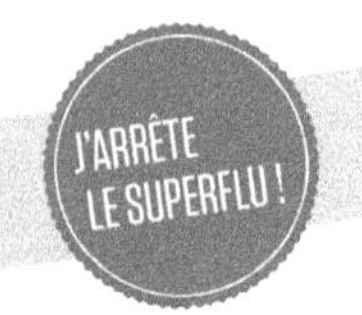

Bien entendu, le nombre de jeans, pantalons, tops, jupes ou robes que vous possédez dépendra d'un certain nombre de critères. Mais identifier le strict minimum n'est pas aussi difficile qu'il y paraît.

Vous devriez sans doute avoir besoin, de manière générale, des vêtements suivants :

- un manteau d'hiver ;
- un manteau imperméable ;
- une veste demi-saison ;
- un ou deux gilets ou pulls chauds ;
- un ou deux gilets ou pulls légers ;
- deux jeans ou pantalons ;
- sept hauts, chemises, ou tee-shirts.

Pour les femmes, on peut ajouter à la liste la fameuse petite robe noire, ni trop habillée, ni trop décontractée de façon à pouvoir la porter dans différentes occasions. N'oublions pas non plus une ou deux robes ou jupes estivales pour survivre en été !

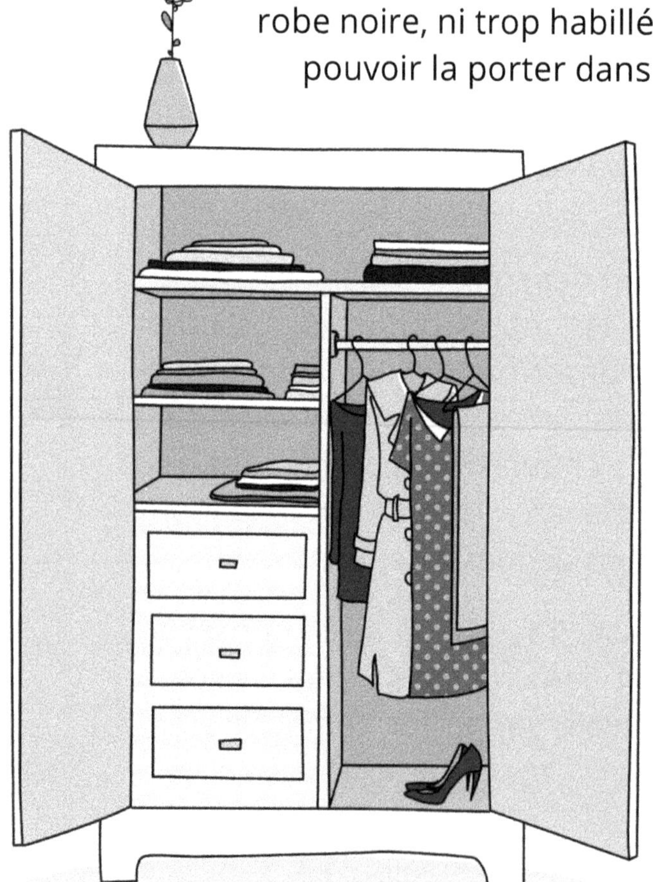

Pour les hommes, un costume à porter avec ou sans cravate vous sera sans doute utile dans différentes occasions, de l'entretien d'embauche au mariage. Et bien sûr, pour supporter les grandes chaleurs, un ou deux bermudas ne seront sans doute pas de trop !

Bien évidemment, cette liste n'est qu'une base ne tenant pas compte de vos obligations professionnelles. Si vous devez porter tailleurs ou costumes au quotidien, il vous faudra adapter cette liste. De même, vous pouvez aussi considérer avoir besoin d'un plus grand nombre de pantalons et moins de hauts, et c'est tout à fait votre droit. Adaptez la liste à ce qui vous semble constituer, selon votre mode de vie, une bonne base d'indispensables. Car il ne s'agit que de cela : d'indispensable. Cela ne veut donc pas dire que vous ne devez posséder que ces vêtements-là.

Petit exercice d'entraînement

Établissez votre liste en vous posant les bonnes questions :

- De quels types de chaussures ai-je besoin ?

....

....

....

- De quels types de vêtements ai-je besoin ?

....

....

....

- De quels accessoires ai-je besoin (ceintures, sacs, etc.) ?

....

....

....

Il n'y a pas que les vêtements dans la vie !

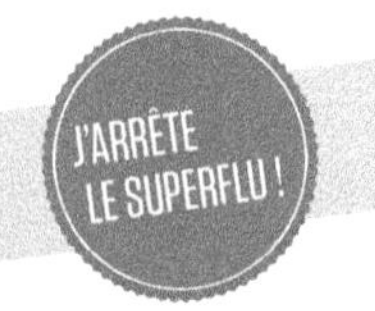

Une fois que vous aurez identifié les indispensables de votre garde-robe, vous aurez probablement accompli le plus difficile. C'est généralement le domaine pour lequel il est délicat de faire la différence entre le nécessaire et le superflu.

Mais qu'en est-il du reste ? Il peut être très utile d'identifier de quoi nous avons réellement besoin et en quelles quantités, de façon à ne manquer de rien d'une part, et à mieux réagir lorsque l'on vire au trop-plein. Car s'il est toujours bon d'avoir un peu de réserves, il n'est pas pour autant nécessaire de stocker outre mesure.

☑ Bilan du jour et planification

- De quels livres ai-je besoin et en quelle quantité (livres professionnels, livres plaisir, etc.) ?

....

....

....

- De quels produits de beauté et soin ai-je besoin et en quelle quantité (crèmes, gel douche, shampoing, etc.) ?

....

....

....

- De quels produits d'entretien et de nettoyage ai-je besoin et en quelle quantité (lessive, détergent, etc.) ?

....

. . . .

. . . .

- De quels produits alimentaires ai-je besoin et en quelle quantité (sel, poivre, huile, farine, pâtes, riz, etc.) ?

. . . .

. . . .

. . . .

- De quelle vaisselle ai-je besoin et en quelle quantité (couverts, assiettes, verres, casseroles, poêles, etc.) ?

. . . .

. . . .

. . . .

- De quel linge de maison ai-je besoin et en quelle quantité (draps, couettes, etc.) ?

. . . .

. . . .

. . . .

- Si d'autres listes vous semblent utiles à dresser, ajoutez-les.

. . . .

. . . .

. . . .

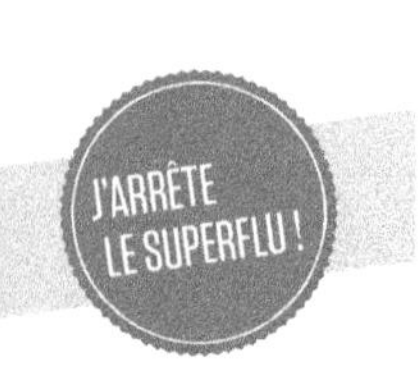

JOUR 16

Je pense pratique

Désencombrer sa vie, avoir moins d'engagements à tenir, posséder moins de choses, c'est un chemin fabuleux pour retrouver le contrôle de sa vie. On réalise tout à coup qu'il est plus facile de tenir son intérieur, qu'il s'agisse de son lieu de vie ou de son esprit. Forcément, on a tellement moins de choses à contrôler !

Cependant, à moins d'avoir changé radicalement de vie en s'installant avec trois fois rien loin de toute civilisation, il est très facile de retomber dans les travers que l'on cherchait pourtant à éviter.

Un peu de vigilance

Pour ma part, lorsque j'ai entamé mon chemin vers la simplicité, j'ai rapidement atteint un degré de liberté que je n'avais jamais connu jusque-là. En effet le chemin que j'empruntais me permettait d'avoir une vision claire de mon avenir à moyen terme : rien n'allait changer *a priori* dans les mois à venir, et j'avais le sentiment d'être sur une route toute tracée – route que j'avais eu le bonheur de construire moi-même. Toutes les conditions étaient réunies et mises en place pour m'assurer la sérénité que je recherchais.

Dans les années qui ont suivi mon premier chemin vers la simplicité, j'ai vécu des événements qui m'ont conduite à m'éloigner de mon désir de simplicité. J'avais d'autres priorités, et mon attention étant tournée vers d'autres préoccupations, ma vigilance a diminué.

Si j'avais eu suffisamment de temps pour assimiler, adopter, et faire mienne cette philosophie de vie pour ne pas retourner à la surconsommation que j'avais connue par le passé, je me suis toutefois « relâchée ». Très vite, je suis redevenue la personne désordonnée que j'avais longtemps été, et je ne faisais plus le moindre effort pour tenter de maintenir ce que j'avais mis en place. Une dose de stress, une autre de fatigue, le tout mêlé à de nombreux événements à gérer… Et voilà, retour à la (presque) case départ !

Mais rassurez-vous, ce n'est pas grave, et je tiens à insister là-dessus : les contretemps et déviations font partie de la vie et sont toujours source d'apprentissage. Ne l'oubliez pas ! Ce sur quoi nous avons le sentiment d'échouer aujourd'hui est ce sur quoi nous aurons l'occasion de nous améliorer demain.

Heureusement, il existe des solutions pour réduire les risques d'éparpillement. La clé est de mettre en place des systèmes pratiques, car dire adieu au superflu ne suffit pas pour bénéficier pleinement des avantages liés à ce processus.

Des systèmes bien éprouvés

De quels systèmes parle-t-on ? En réalité, rien de bien compliqué. Puisqu'il s'agit de se simplifier la tâche, il n'est pas question de mettre en place des usines à gaz. En effet, l'idée étant de gagner du temps tout en diminuant le stress, il faut commencer par évaluer le temps et l'énergie (positive ou négative) passés, pour ne pas dire perdus, à la réalisation de certaines tâches.

Dans un premier temps donc, tentez d'identifier les tâches que vous réalisez régulièrement : tous les jours, plusieurs fois par semaine, chaque semaine, chaque mois. Même si tout ne vous viendra peut-être pas à l'esprit immédiatement, soyez le plus exhaustif possible, quitte à interroger les personnes qui vivent sous le même toit que vous (vous pourrez revenir compléter cette liste ultérieurement).

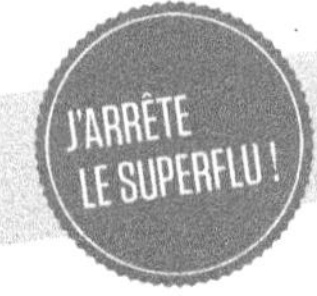

Qu'est-ce que je fais tous les jours ?

Par exemple :

- je prends une douche ;
- je m'habille ;
- je fais mon lit ;
- je prends mon petit-déjeuner ;
- je me brosse les dents ;
- je me coiffe ;
- je me maquille ;
- je prépare à dîner ;
- je mets la table ;
- je débarrasse la table ;
- je fais la vaisselle ;
- je me démaquille ;
- je mets ma tenue de nuit ;
- je mets le linge porté au sale ;
- etc.

De quoi ai-je besoin pour réaliser ces tâches ?

Par exemple :

- pour la toilette : gel douche, gel lavant pour le visage, serviette de toilette, crème pour le visage, crème pour le corps, etc. ;
- pour l'habillage : vêtements, sous-vêtements, chaussures, tenue de nuit, panier à linge sale, etc. ;
- pour le petit-déjeuner : bouilloire, eau filtrée, *mug*, thé, bol, cuillère à soupe, lait, céréales, etc. ;
- pour le brossage des dents : dentifrice, brosse à dents, verre à dents ;
- pour la coiffure : spray d'eau filtrée, huile de coco, éventuellement un élastique ou une pince, etc. ;
- pour le maquillage : poudre libre, pinceau, ombre à paupières, *eye-liner*, mascara, démaquillant, etc. ;

- pour le dîner (sur la base de ce qui est préparé régulièrement) : poêle, casserole, saladier, sel, poivre, huile d'olive, aliments, assiettes, couverts, verres, carafe, serviettes, produit vaisselle, éponge, torchon, etc.

Combien de temps est-ce que je passe à réaliser ces tâches ?

Par exemple :

- toilette : 10 minutes ;
- habillage : 15 minutes ;
- petit-déjeuner : 15 minutes ;
- coiffure : 10 minutes ;
- maquillage + démaquillage : 15 minutes ;
- préparation du dîner : 20 minutes ;
- débarrasser la table et faire la vaisselle : 15 minutes ;
- etc.

Quelle est l'énergie dépensée à la réalisation de ces tâches ?

Prenez le temps de décrire l'état dans lequel vous êtes lorsque vous réalisez les différentes tâches habituelles. C'est l'occasion de mettre le doigt sur ce qui ne fonctionne pas correctement, de façon à découvrir ce qui pourrait vous faciliter la vie !

Par exemple : « Le matin, je suis toujours pressée, stressée, car je manque de temps pour faire tout ce que je dois faire. J'hésite toujours dans le choix des vêtements à porter, ou bien les vêtements que je pensais mettre ne sont pas repassés, donc je dois le faire sur le champ. Il m'arrive souvent de ne pas avoir le temps de terminer mon thé, et parfois, je zappe entièrement le petit-déjeuner pour ne pas être en retard. Il m'arrive souvent de ne pas retrouver du premier coup ce dont j'ai besoin, ou de devoir accéder à quelque chose qui est rangé au fond d'un placard. Presque systématiquement, ma journée débute ou se termine avec une bonne dose d'agacement. »

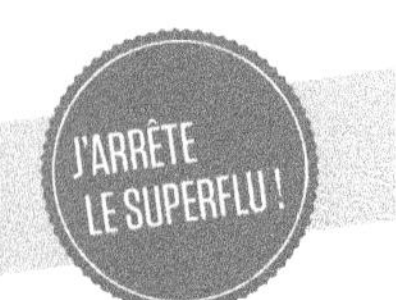

Dans l'exemple donné ci-dessus, on peut noter plusieurs problèmes possibles :

- le temps nécessaire pour la réalisation de certaines tâches a mal été évalué dès le départ ;
- certaines choses ne sont pas rangées de façon pratique ;
- il est également possible qu'il y ait un manque de préparation.

Avant de songer à vous lever plus tôt pour avoir le temps de tout faire le matin, il serait peut-être judicieux de commencer par rendre plus accessibles les choses qui sont utilisées au quotidien.

Par exemple, les produits utilisés chaque jour devraient être placés dans la pièce où ils sont utilisés et surtout, y avoir la meilleure place possible. Si vous utilisez tous les matins du maquillage, il devrait idéalement être placé près du miroir de votre salle de bains. Si vous manquez de place et que d'autres produits y sont déjà, déplacez-les un peu plus loin en pensant pratique. Le produit démaquillant que vous utilisez le soir lorsque vous avez un peu plus de temps devant vous n'a pas besoin d'être aussi bien placé que vos produits de maquillage, mais devrait être plus facilement accessible que votre masque pour le visage que vous n'utilisez qu'une fois par semaine.

Si vous n'avez qu'une petite tablette sous votre miroir, il est plus judicieux de n'y laisser que ce que vous utilisez le matin, lorsque le temps presse. Et même s'il devait rester un peu de place, peut-être vaut-il mieux ne pas l'encombrer davantage : n'est-ce pas crispant de devoir faire attention à ne pas faire tomber quelque chose en attrapant un produit ? Aussi, un champ de vision moins encombré sera moins stressant.

Il en va de même pour la garde-robe : pour vous faciliter la tâche et avoir une meilleure vue d'ensemble, mieux vaut prévoir des espaces séparés pour les sous-vêtements, chaussettes, pantalons, hauts, etc. Si vous n'avez pas la chance d'avoir un merveilleux dressing avec de nombreux compartiments, ne vous laissez

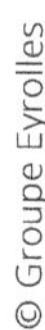

pas abattre : vous pouvez tout simplement faire l'acquisition de boîtes pour les chaussettes et sous-vêtements, et tâcher d'organiser vos vêtements par piles par exemple.

Ce mode d'organisation s'applique à toutes les choses que vous utilisez régulièrement : séparer par type et ranger de façon plus ou moins accessible selon la fréquence d'utilisation vous permettra de gagner un temps précieux et de conserver une énergie positive.

Mais ce n'est pas tout : vous pouvez également planifier. Tout comme vous pouvez faire vos courses pour la semaine, pourquoi ne pas prévoir ce que vous porterez dans les jours qui suivent ? Cela vous permettra de gagner un temps considérable le matin puisque vous n'aurez eu à penser et à préparer votre garde-robe qu'une fois dans la semaine.

☑ Bilan du jour et planification

• Listez vos tâches quotidiennes :

– Qu'est-ce que je fais tous les jours ?

....

....

....

– De quoi ai-je besoin pour réaliser ces tâches ?

....

....

....

– Combien de temps est-ce que je passe à réaliser ces tâches ?

....

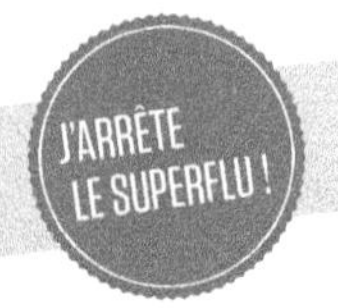

....

....

– Quelle est l'énergie dépensée à la réalisation de ces tâches ?

....

....

....

– Qu'est-ce que je pourrais mettre en place pour gagner du temps et de l'énergie ?

....

....

....

- Listez vos tâches hebdomadaires :

– Qu'est-ce que je fais toutes les semaines ?

....

....

....

– De quoi ai-je besoin pour réaliser ces tâches ?

....

....

....

– Combien de temps je passe à réaliser ces tâches ?

....

....

....

– Quelle est l'énergie dépensée à la réalisation de ces tâches ?

....

....

....

– Qu'est-ce que je pourrais mettre en place pour gagner du temps et de l'énergie ?

....

....

....

- Listez vos tâches mensuelles :

– Qu'est-ce que je fais tous les mois ?

....

....

....

– De quoi ai-je besoin pour réaliser ces tâches ?

....

....

....

– Combien de temps je passe à réaliser ces tâches ?

....

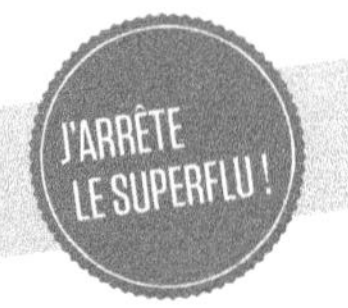

....

....

– Quelle est l'énergie dépensée à la réalisation de ces tâches ?

....

....

....

– Qu'est-ce que je pourrais mettre en place pour gagner du temps et de l'énergie ?

....

....

....

• Maintenant que vous avez une idée plus précise de l'ensemble de vos tâches, il ne vous reste plus qu'à mettre en place votre propre système d'organisation en essayant de rendre plus accessibles les produits utilisés couramment, tout en faisant en sorte de ne pas encombrer votre champ de vision.

JOUR 17

Je privilégie la qualité à la quantité

Lorsque j'ai commencé à gagner ma vie, j'ai tout de suite consommé plus que de raison. Vêtements ou matériel informatique, c'était l'immédiateté et la quantité qui comptaient le plus pour moi. Ainsi, même avec un salaire tout à fait convenable, j'achetais des produits peu chers, me focalisant sur le nombre de choses qu'il me serait possible d'acquérir pour une somme donnée.

Malheureusement, raisonner de la sorte m'a fait entrer dans un cercle vicieux (à l'époque, je n'avais pas conscience du caractère « vicieux » de ce cercle), celui de la surconsommation et de l'accumulation :

- Surconsommation, car ayant tendance à porter toujours plus ou moins les mêmes vêtements et à utiliser de façon intensive mon matériel informatique, j'usais le tout rapidement. De surcroît, l'écrasante majorité des produits bon marché n'étant pas de bonne qualité, ils ne restaient pas en bon état bien longtemps.
- Accumulation, car une sortie shopping en entraînant une autre, je ne résistais jamais longtemps à multiplier les achats. Sans oublier ma difficulté à me débarrasser de ce qui ne me servait plus vraiment, parce qu'« on ne sait jamais, ça peut toujours servir ».

Si ce cercle était vicieux, c'est parce que (comme nous l'avons déjà vu), l'accumulation est une source de stress qui encombre autant notre lieu de vie que notre esprit et notre temps libre !

Alors comment éviter ce cercle infernal ?

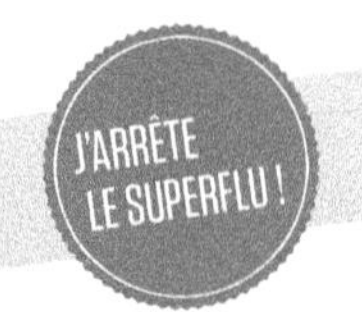

Si l'on peut vivre avec moins de choses presque du jour au lendemain, sortir de ce cercle « infernal » de la surconsommation et de l'accumulation nécessite de transformer radicalement sa façon de consommer.

La prise de conscience est simple : tant que l'on achète des produits de mauvaise qualité, on aura besoin de les remplacer plus souvent. La solution est donc de miser sur la qualité avant tout !

Pour cela, il n'est pas nécessaire d'être particulièrement riche : il est tout à fait possible de procéder par étapes, et c'est d'ailleurs ce que j'aurais tendance à recommander.

En ce qui me concerne, j'ai choisi de m'attaquer d'abord à certains basiques, pour différentes raisons :

- Les manteaux : c'est un achat que je n'aime pas particulièrement faire. Même s'ils peuvent être beaux, ce sont avant tout des « utilitaires » à mes yeux. S'il y a bien un achat que je veux pouvoir rentabiliser sur plusieurs années, c'est celui-ci ! Sans nécessairement chercher à me ruiner par la même occasion, je vais être autant attentive que possible à la qualité. Je les veux solides pour qu'ils m'accompagnent longtemps. J'en possède deux : l'un que j'ai acheté il y a trois ans, il est relativement léger ; l'autre que j'ai acheté il y a environ cinq ans, il est plus épais, coupe-vent et imperméable.
- Les chaussures : étant donné le nombre d'heures que mes pieds passent à l'intérieur, et les kilomètres qu'ils parcourent, elles doivent être résistantes ! J'ai besoin d'être certaine de la qualité de mes bottes par exemple, car je sais que je vais beaucoup les porter en hiver et il n'est pas question que j'en change tous les ans. J'ai la même exigence pour la paire de chaussures plates qui m'accompagnera au printemps comme à l'automne. Comme pour les bottes, ces chaussures parcourront avec moi un grand nombre de kilomètres. Elles doivent donc être confortables, mais également résistantes pour tenir sur la durée.

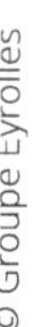

- Le matériel informatique : après des années à user des ordinateurs portables premier prix qui n'ont pas tenu longtemps, je me suis décidée à passer au niveau supérieur. Vraiment supérieur. J'ai certes payé deux fois plus cher mon ordinateur portable actuel par rapport au précédent, mais il a déjà tenu trois fois plus longtemps. Autant dire que ça en valait la peine, surtout pour un outil de travail !

Concernant les autres types de biens, j'avance petit à petit. Je sais que je dois faire des efforts pour les autres vêtements, mais il n'est pas toujours évident de faire « le grand saut » en achetant ses habits trois fois plus chers. Cela demande un véritable changement d'état d'esprit qui peut prendre du temps, surtout lorsque l'on a pour habitude de renouveler sa garde-robe à chaque changement de saison ou presque.

Il faut donc patienter et avoir confiance dans le processus qui nous permettra de passer de : « Dépenser cent euros pour quelque chose que je ne porterai qu'une saison : pas question ! » à « J'investis cent euros pour ce vêtement que je vais porter avec plaisir plusieurs années ». Pour cela, faire ses premiers pas en misant sur les « basiques » peut vraiment être d'une grande aide.

Dans tous les cas, l'aspect financier ne doit pas être vu comme un point bloquant : en réalité, lorsque vous achetez un vêtement de mauvaise qualité à dix euros, vous dépensez finalement autant (si ce n'est plus), que si vous achetiez un haut de meilleure qualité à trente euros. Le premier devra être remplacé rapidement, tandis que le second vous accompagnera bien plus longtemps.

Par ailleurs, vous n'êtes pas obligé de renouveler toute votre garde-robe le même mois ! Identifiez ce qui vous manque, établissez un budget, et investissez petit à petit en commençant par le plus urgent.

Il ne vous reste plus qu'à identifier les marques qui vous permettront d'obtenir la meilleure qualité possible.

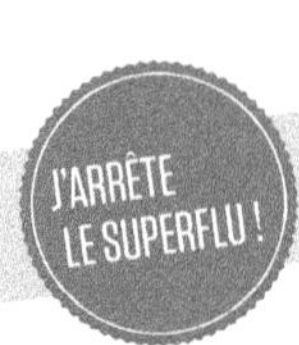

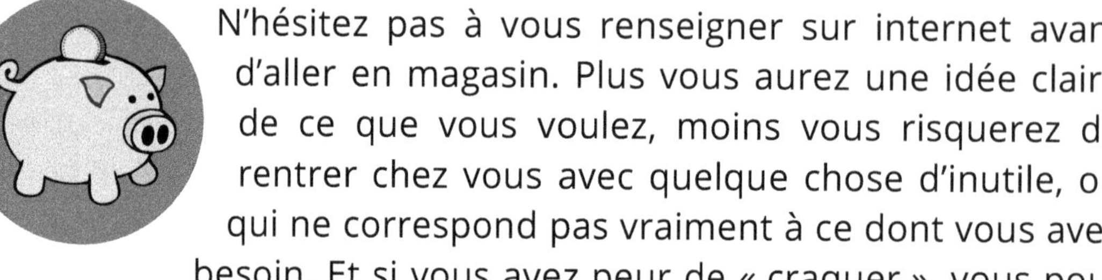

N'hésitez pas à vous renseigner sur internet avant d'aller en magasin. Plus vous aurez une idée claire de ce que vous voulez, moins vous risquerez de rentrer chez vous avec quelque chose d'inutile, ou qui ne correspond pas vraiment à ce dont vous avez besoin. Et si vous avez peur de « craquer », vous pouvez toujours laisser votre carte bancaire chez vous et ne garder dans votre sac que la somme que vous comptez dépenser !

☑ Bilan du jour et planification

- Avant de passer à l'action, préparez votre plan d'action.
- Qu'est-ce que je dois renouveler à ce jour ?

....

....

....

- Parmi ces biens à renouveler, qu'est-ce que je considère comme des « basiques » ?

....

....

....

- Classez ces basiques du plus urgent au moins urgent.

....

....

....

• Quel est mon budget pour le renouvellement de ces basiques ?

....

....

....

• Si je n'ai pas les moyens d'acheter ces basiques dans les jours qui viennent, comment puis-je débloquer la somme nécessaire ? En combien de temps ?

....

....

....

• À présent, vous savez précisément quels basiques vous aimeriez renouveler et à partir de quand vous pourrez vous permettre de le faire.

• Répondez enfin à cette dernière question : que vais-je faire concrètement aujourd'hui pour faire entrer la qualité dans ma vie ?

....

....

....

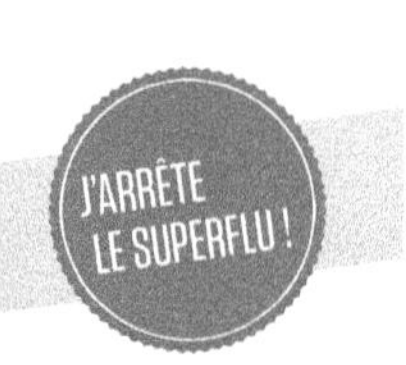

JOUR 18

Je fais en sorte de ne pas me ré-encombrer

Nous avons vu comment prendre un bon départ, et grâce à tout ce que vous avez déjà accompli en lisant ce livre jusqu'ici, même s'il reste des zones à travailler, vous êtes certainement sur la bonne voie : félicitations !

Pour autant, ce n'est pas tout à fait terminé : il faut maintenant faire en sorte de créer des habitudes qui vous éviteront le ré-encombrement. Cette étape est certainement la plus difficile à mettre en place, car il s'agit d'être attentif pendant les jours, les semaines, et les mois à venir. Et si, comme moi, vous avez tendance à être désordonné, cela pourrait bien vous demander de gros efforts.

Toutefois, si vous avez réussi à rendre votre organisation plus pratique, cela devrait être assez facile. Puisque vous avez certainement eu le temps d'amorcer les premiers changements, gardez donc à l'esprit qu'à mesure que vous affinez votre système, il vous sera de plus en plus facile de maintenir le cap sur le long terme et vous aurez de moins en moins l'impression de faire des efforts. N'est-ce pas une bonne nouvelle ?

Si j'en avais eu moi-même conscience plus tôt, cela m'aurait certainement empêché de me ré-encombrer bêtement. En effet, forte d'une organisation pour le moins défectueuse à mes débuts, j'ai négligemment cessé de ranger ce que j'utilisais, et au fil du temps, je n'ai plus été capable d'identifier ce qui m'était véritablement nécessaire. Le manque d'ordre entraînant le manque de place, la désorganisation avait fini par reprendre complètement le dessus !

Quels systèmes mettre en place sur le long terme ?

Le premier système à impérativement mettre en place (voir p. 105) est de revoir toute son organisation en pensant pratique. C'est le b.a.-ba pour se faciliter la vie.

Ensuite, on peut établir une ou plusieurs règles et les transformer en habitudes. En voici quelques-unes :

- Pour une chose qui entre, une doit sortir : chaque nouvel achat devra essentiellement servir à remplacer quelque chose. Si ce n'est pas le cas, on tâchera de trouver une chose devenue inutile et de s'en séparer. Cette technique est très efficace et simple à mettre en place.
- Instaurer un système de boîte de réception à trier une fois par semaine : tous les papiers qui passent le seuil de votre porte peuvent être placés dans une boîte ou un casier qu'il faudra vider une fois par semaine. C'est l'occasion de passer à l'action, qu'il s'agisse de payer une facture, de jeter ou d'archiver un document. En attendant d'être traités, tous les papiers restent dans la boîte, ce qui ne vous donne pas l'occasion de les « perdre » ! S'ils n'y sont pas, c'est qu'ils ont été rangés, et non qu'ils ont été oubliés sur un coin de table.
- La règle des 5 minutes : cette règle consiste à faire immédiatement ce qui peut être fait en moins de 5 minutes. Vous avez terminé votre café ? Nettoyez votre tasse tout de suite, ou au minimum, mettez-la dans l'évier au lieu de la laisser traîner sur la table basse.
- Ne pas quitter une pièce les mains vides : un grand classique que nombre d'entre nous ont déjà entendu au cours de leur enfance ! Profitez d'un déplacement pour remettre quelque

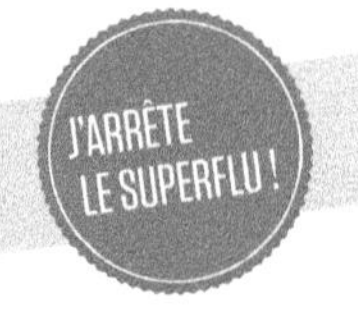

chose à sa place, dans la bonne pièce. En plus, vous faites d'une pierre deux coups : cela ne vous prendra pas plus de 5 minutes.

- Ne pas transporter la cuisine avec soi : plutôt que de déplacer casseroles et saladiers dans la salle à manger, pourquoi ne pas servir directement les assiettes préparées ? À moins que vous ne receviez, ce n'est sans doute pas nécessaire au quotidien ! De plus, c'est l'occasion de mettre immédiatement à tremper les ustensiles de cuisine et de ranger ce qui peut l'être.
- Marier habilement ses vêtements : pourquoi acheter des tenues différentes pour toutes les saisons et toutes les occasions lorsque l'on peut utiliser les mêmes de différentes façons ? Veillez, dans vos choix de vêtements, à acheter ceux qui iront avec le plus d'éléments possible de votre garde-robe afin de pouvoir varier les combinaisons. De même, pensez « recyclage » d'une saison à l'autre, et n'hésitez pas à passer par la case « superpositions » pour adapter une tenue plutôt estivale à des températures plus fraîches !

Comment installer de nouvelles habitudes ?

Mon conseil est de faire simple et de progresser pas à pas. Puisqu'il faut 21 jours pour prendre une habitude, il est plus raisonnable de se concentrer sur une seule règle et s'évertuer à l'appliquer chaque jour pendant 21 jours avant d'en intégrer une autre à sa vie quotidienne. À vous donc de choisir votre règle pour les 21 prochains jours.

Bilan du jour et planification

- Parmi les bonnes habitudes listées ci-dessus, laquelle allez-vous appliquer dès aujourd'hui ?

....

....

....

• Pour garder le cap, notez chaque jour dans un carnet comment vous vous en êtes sorti avec votre nouvelle habitude en répondant aux questions suivantes :

– Est-ce que j'ai tenu mon cap aujourd'hui ?

....

....

....

– Si non, qu'est-ce qui m'a empêché de le faire ?

....

....

....

– Comment m'assurer de ne pas retomber dans ce piège ?

....

....

....

• Si un jour vous ne tenez pas votre engagement avec vous-même, reprenez dès le lendemain et rajoutez un jour supplémentaire aux 21 jours de votre challenge !

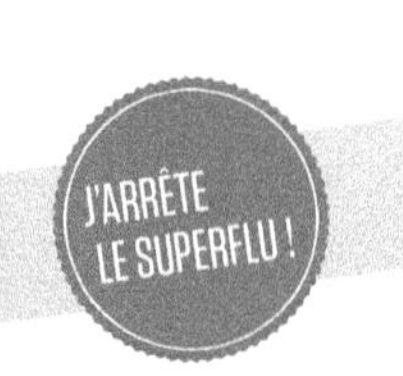

JOUR 19
Je mets mes proches à contribution

Se débarrasser du superflu est avant tout une démarche personnelle, et devrait, à mon sens, le rester. Chacun ses besoins, chacun ses envies ! Il n'est pas question de dicter à qui que ce soit sa façon de vivre, sous prétexte que nous entamons un changement important dans notre vie.

Toutefois, à moins de vivre parfaitement isolé de la civilisation, il nous faudra au minimum informer notre entourage du processus que nous avons mis en place.

Une bonne dose de communication

Pourquoi en effet mêler nos proches à notre projet de désencombrement ?

Nous pourrions bien sûr nous contenter de simplifier notre vie dans notre coin, sans y impliquer qui que ce soit. Mais à terme, cela ne fonctionnerait pas, voire pourrait causer des problèmes. Il y a, selon ma propre expérience, trois raisons à cela.

La première est que nous continuerions à accumuler des objets, à l'occasion des fêtes et des anniversaires, dont justement nous ne voulons plus être encombrés.

Lorsque l'on entame un processus de simplification, que faire de tous les objets que nous recevons un peu malgré nous ? Donner, jeter ou revendre, les garder dans un coin en culpabilisant de s'éloigner du chemin que nous avons décidé d'emprunter ? Ce type de situation entraîne de la frustration, et nécessite parfois de mentir au moins un peu. Or ce n'est sans doute pas le meilleur moyen d'entretenir des relations harmonieuses et saines avec les gens qui comptent pour nous.

Bien entendu, il est toujours possible d'être franc et direct en expliquant que le cadeau reçu ne correspond pas à nos attentes et nos besoins. Mais dans ce cas, n'est-il pas plus délicat d'informer la personne en amont ? Cela causerait certainement moins de déception de part et d'autre.

Ainsi, lorsque l'on implique un minimum nos proches en leur expliquant le processus dans lequel on s'est engagé, et notre désir de ne plus acquérir n'importe quel type d'objets, on se rend un grand service, mais on en rend également un immense aux autres. Combien de fois avez-vous dû faire un cadeau sans la moindre idée de ce qui pourrait bien faire plaisir à la personne devant le recevoir ? En disant clairement à votre entourage que vous n'avez besoin d'aucun objet supplémentaire, mais que vous adoreriez avoir l'opportunité de vivre des expériences nouvelles (qu'il s'agisse d'un saut à l'élastique, d'un bon restaurant, d'un cours de cuisine, d'une nuit en chambre d'hôtes ou d'un concert, etc.), vous donnez à chacun l'occasion de vous faire un cadeau qui sera véritablement apprécié, et vous vous donnez la chance de vivre quelque chose qui vous fait envie. N'est-ce pas une meilleure solution ?

La seconde raison est de risquer de creuser un fossé entre les personnes qui nous tiennent à cœur et nous.

Réfléchissons un peu. Il faut reconnaître que la plupart des gens n'aiment ni le changement, ni ce qu'ils ne comprennent pas. En décidant de vous séparer du superflu sans l'expliquer à vos proches, non seulement ils vous verront changer, mais ils ne comprendront pas pourquoi vous changez.

Pour certaines personnes, le fait de vous voir changer pourrait bien être effrayant, car elles imagineront que vos relations pourront

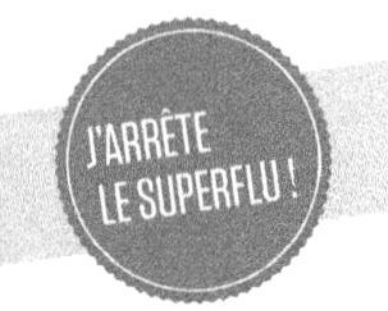

en être affectées. Cette crainte se justifie aisément, puisque vous avez pris la décision d'accorder un peu plus de temps à ce qui vous paraît, à vous et à personne d'autre, important. Vous avez donc déjà cessé de faire passer à tout prix les autres en premier, et de céder à certaines demandes lorsqu'elles entrent en conflit avec vos besoins et/ou vos valeurs.

Le problème de la peur est qu'elle peut conduire à l'éloignement ou à l'agressivité. Son antidote, c'est la communication !

Expliquez donc à votre entourage ce que vous faites, et pourquoi. Rassurez les personnes qui vous sont chères sur le fait qu'elles ont toujours une place importante dans votre vie, même si vous ressentez le besoin de vous accorder un peu plus de place qu'auparavant. Montrez à votre famille et vos amis comment ces changements dans votre vie vous permettent d'être plus présent dans la leur (lorsque vous partagez des moments ensemble, vous êtes véritablement et sincèrement avec eux).

La troisième raison concerne les personnes qui vivent sous votre toit : si elles ne sont pas impliquées un minimum, elles pourraient opposer des résistances à ce changement, involontairement ou non.

Imaginez : tandis que vous vous débarrasserez du superflu, elles pourraient bien augmenter leur cadence de consommation et d'accumulation. Et, si lorsque l'on vit en colocation il est possible de restreindre les accumulations dans les pièces communes, cela se complique lorsque l'on vit en famille. Là où l'espace est partagé, tout le monde est concerné. Et si vous ressentez un certain soulagement lors du désencombrement de votre dressing, vous pourriez bien être irrité face à l'amoncellement des affaires de la, ou des personnes, qui partagent votre vie.

Sans aller jusqu'à l'imposer à tous les membres de la famille, vous gagneriez énormément à leur parler de votre nouveau mode de vie.

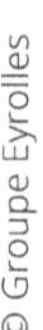

Là encore, expliquez ce que vous faites, pourquoi, les conséquences positives que cela va avoir au quotidien, sans oublier de rassurer sur le fait que vous ne demandez à personne de changer, mais que vous aimeriez être compris et respecté dans votre choix, voire encouragé quand cela est possible.

Une pincée d'action

La communication est la clé, oui, mais on n'avance pas sans action. N'hésitez pas à solliciter les retours de vos proches afin de pouvoir, si nécessaire, répondre à leurs questions ou craintes éventuelles. Peut-être serez-vous amené à effectuer quelques modifications pour que chacun s'y retrouve, mais attention : ne vous oubliez pas ! Ne cédez pas sous le chantage (parfois déguisé) de certains, et prenez toujours un temps de réflexion (un vrai, de quelques heures à quelques jours sans que la personne concernée ait l'occasion d'insister de nouveau) avant de prendre une quelconque décision. Profitez de cette opportunité pour reprendre les premiers chapitres de ce livre et relire vos réponses aux exercices. Cela vous permettra de vous remémorer vos motivations et objectifs. Ensuite seulement, voyez si vous pouvez consentir à quelques ajustements.

Dans votre lieu de vie, et avec les personnes qui le partagent, il sera encore plus important et indispensable de communiquer et surtout de trouver un moyen de fonctionner qui convienne à tout le monde.

Enfin, pourquoi ne pas réaliser tous ensemble un « défi anti-superflu » sur une durée limitée, de façon à ce que chacun puisse comprendre ce que vous expérimentez et ressentez ? Et qui sait, cela provoquera peut-être un déclic !

Les défis peuvent être de tout ordre et n'ont que votre imagination comme limite ! Cela peut être, par exemple, pendant une durée à déterminer tous ensemble :

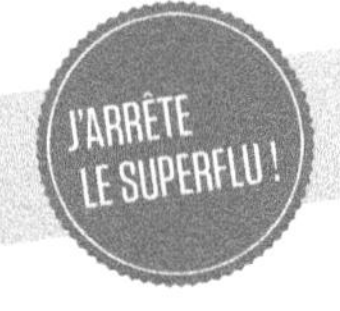

- porter un nombre limité de vêtements et trouver des moyens de les accessoiriser pour rompre la monotonie ;
- cacher une partie de ses affaires pendant un certain temps pour mieux voir si l'on en a vraiment besoin ;
- se débarrasser d'un objet à chaque nouvel objet acquis ;
- faire partir un objet par jour, ou sept par semaine, pour mieux prendre le temps de le faire ensemble.

Si l'idée d'un défi ne semble pas faire envie à grand monde, il est également possible de faire le tour de la maison et de demander à chacun d'identifier ce qui n'a pas été utilisé depuis 6 mois ou un an, ou ce dont il leur serait possible *a priori* de se passer.

L'idée ici est surtout de faire prendre conscience de votre cheminement et de sa validité, afin d'être pris au sérieux dans ce changement. Ne cherchez donc pas à rallier tout le monde à votre « cause ». Cela viendra si cela doit venir, et surtout, comme pour beaucoup de choses, le simple fait d'être à votre contact, et de vous voir vous épanouir fera son chemin sans autre effort de votre part. Vous n'avez besoin de personne pour poursuivre sur cette voie : ni que les membres de votre famille vous suivent, ni qu'ils vous mettent des bâtons dans les roues parce que vous avez tenté de les forcer !

Oui, vous pouvez leur demander si certaines de leurs affaires ont vraiment leur place chez vous, mais tâchez d'être souple. Tout le monde devra peut-être consentir à quelques concessions…

Bilan du jour et planification

- Pour vous aider à provoquer la discussion, voire le passage à l'action avec vos proches, voici quelques questions à vous poser et à leur poser.

– Pourquoi je fais ce que je fais ?

....

....

....

– Comment mon nouveau mode de vie impactera-t-il positivement mes relations avec mes proches ?

....

....

....

– Si je ne vis pas seul, comment impactera-t-il positivement le quotidien à la maison ?

....

....

....

– Comment les personnes qui vivent avec moi pourraient montrer qu'ils respectent mon choix et, pourquoi pas, m'encourager ?

....

....

....

– Est-il possible de réaliser tous ensemble un défi « anti-superflu » sur une durée limitée ? Si oui, sous quelle forme et pendant combien de temps ?

....

....

....

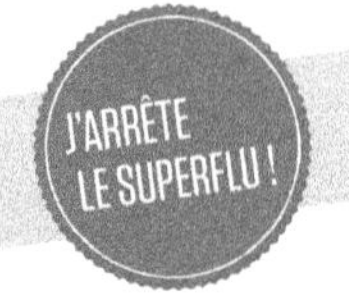

– Une fois le défi réalisé : qu'est-ce que chacun a appris de cette expérience ? Quelles sont les trois choses positives que chacun retient ?

....

....

....

– Serait-il envisageable de renouveler l'expérience ? Pourquoi ?

....

....

....

JOUR 20

J'apprécie l'espace et le temps

Que l'on se débarrasse du superflu de façon puissante en donnant un grand coup de pied dans la fourmilière, ou que l'on choisisse de procéder en douceur en mettant en place de petites actions, une chose est sûre : les premières conséquences positives émergent rapidement.

Je me souviens, lorsque je me suis fixé le challenge de ne porter que 33 vêtements pendant 3 mois (voir p. 3), de la facilité avec laquelle je pouvais voir, d'un simple coup d'œil, l'intégralité de ma garde-robe temporairement réduite, et du temps gagné ainsi chaque jour.

Je me souviens, lorsque j'ai réalisé mon tout premier désencombrement, du bonheur que j'ai ressenti en observant ma chambre enfin dépourvue de désordre une fois les vêtements superflus donnés, me permettant de profiter d'une vue claire et dégagée depuis mon lit.

Je me souviens, lorsque j'ai décidé de me séparer chaque jour d'un objet, de m'être sentie un peu plus légère et heureuse à chaque fois.

Je me souviens, lorsque j'ai laissé partir ma télévision, de la joie de pouvoir enfin jouir d'un salon qui, malgré sa petite taille, me semblait soudain spacieux.

Je me souviens, lorsque l'espace s'est libéré petit à petit, de ce sentiment de sérénité retrouvée, ou plutôt trouvée, et de cette sensation de pouvoir enfin respirer.

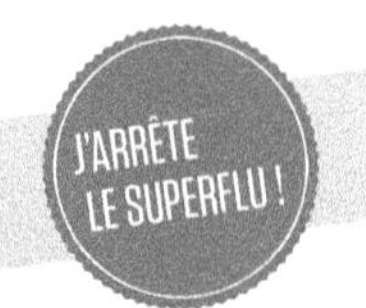

Et il ne s'agit que des heureuses conséquences d'un désencombrement matériel ! J'ai également reçu de nombreux bienfaits en revisitant mes « obligations » et ma façon d'occuper mon temps.

Lorsque j'ai commencé à m'interroger sur mes différentes activités, régulières ou non, j'ai pris conscience de ce qui me faisait véritablement plaisir, de ce qui m'embêtait davantage, et surtout, j'en ai découvert les raisons.

Lorsque j'ai ainsi commencé à mieux me comprendre, j'ai pu accepter mes besoins sans les juger, en prenant notamment de la distance par rapport aux jugements extérieurs, réels ou imaginés.

Lorsque j'ai commencé à me concentrer sur mes besoins, j'ai appris à me respecter et à faire respecter mes besoins, et petit à petit, j'ai compris ce que se sentir « aligné » voulait dire...

Que de belles découvertes ! Que de surprises sur le chemin !

Même si, au moment où j'écris ces lignes, je suis loin d'avoir atteint ce que certains pourraient considérer comme la « perfection », je suis heureuse de m'être engagée sur cette route, et fière de mes accomplissements. En avançant à mon rythme, je prends le temps d'assimiler et d'intégrer durablement à mon quotidien le style de vie que j'ai choisi.

Et bien qu'il m'arrive de trébucher encore de temps à autre, je suis dans l'ensemble en mesure de :

- profiter d'un espace plus dégagé ;
- mieux savoir ce que je possède ;
- savourer mon temps libre comme je l'entends ;
- ne plus céder sous la pression de ce que l'on cherche à m'imposer.

À ce stade de votre lecture, vous devriez vous aussi être déjà capable d'identifier des améliorations notables dans votre quotidien, et ce, même si vous avez choisi d'avancer de façon très progressive, en faisant chaque jour un ou deux petits pas.

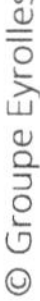

Il est très probable que vous ayez encore de nombreuses choses à mettre en place : il s'agit d'un processus qui peut s'avérer très long et prendre toute une vie. Mais puisque vous avez déjà repris possession de votre temps, pourquoi ne pas en profiter, justement, pour vous « poser » ?

Plus qu'une suggestion, il s'agit à mon humble avis d'une nécessité. Après tout, on ne choisit pas de se débarrasser du superflu pour se jeter tête baissée dans une nouvelle course, même s'il s'agit d'une course à la simplicité !

Profitez donc de la semaine à venir pour tirer parti de l'espace qui est à présent disponible chez vous. Savourez dans les prochains jours le temps libéré pour vous faire plaisir.

Soyez égoïste ! Centrez-vous sur vos besoins ! Faites des choses que vous n'avez pas l'habitude de faire et qui, vous le sentez, pourraient vous faire du bien.

Faites une longue promenade en forêt en solitaire ou accompagné de quelqu'un que vous aimez. Lisez un bon livre confortablement installé dans votre canapé. Mettez-vous au sport ou essayez-en un nouveau. Dansez seul dans votre salon. Allongez-vous dans

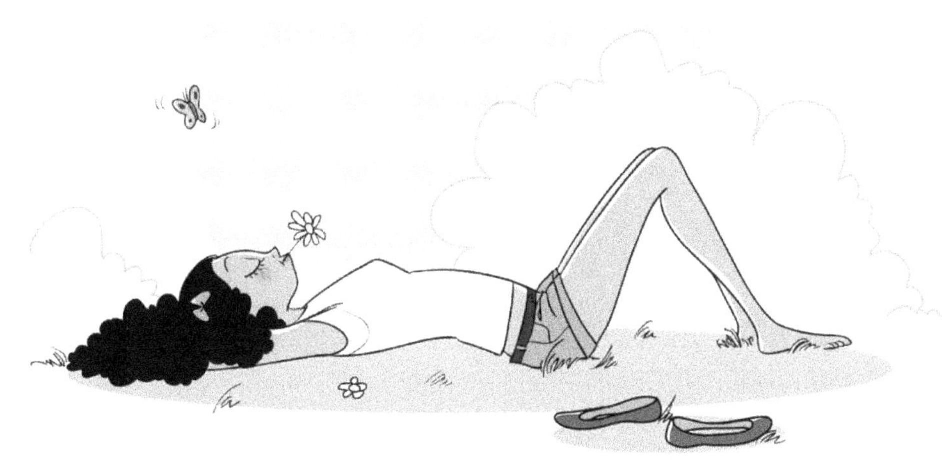

l'herbe et observez la course des nuages. Installez-vous à la terrasse d'un café et regardez les gens passer. Méditez dans le confort de votre chambre. Rentrez du travail à pieds. Effectuez vos trajets à vélo. Ne faites rien.

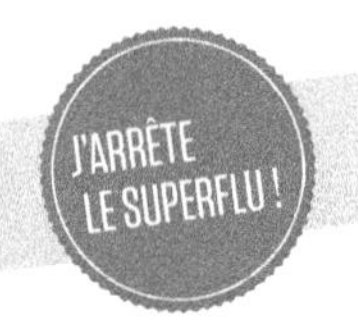

Que vous fassiez toutes ces choses ou que vous n'en fassiez qu'une, que vous ne fassiez rien du tout ou que vous fassiez toute autre chose… Savourez !

☑ Bilan du jour et planification

- Alors, qu'avez-vous l'intention de faire au cours de la semaine à venir ? Qu'est-ce qui vous ferait vraiment plaisir et vous permettrait de profiter du temps et de l'espace retrouvés ?
- Notez toutes vos envies ci-dessous.

....

....

....

- Quand allez-vous effectuer ces actions (ou non-actions) ?

....

....

....

- Qu'allez-vous faire dès aujourd'hui ?

....

....

....

JOUR 21

Je dresse le bilan

Afin de clôturer ces 21 jours et de préparer au mieux les jours, semaines et mois à venir, rien de tel que de faire le bilan de tout ce que vous avez réalisé jusqu'ici. Vous serez ainsi en mesure d'apprécier vos accomplissements, et de savoir ce qu'il vous reste à parcourir.

Vos accomplissements

- Où en êtes-vous dans l'ensemble ? Reprenez votre objectif général identifié au Jour 2 (voir p. 23). Avez-vous le sentiment de vous en être rapproché ?

....

....

....

....

- Qu'est-ce qui vous permet de penser cela ?

....

....

....

....

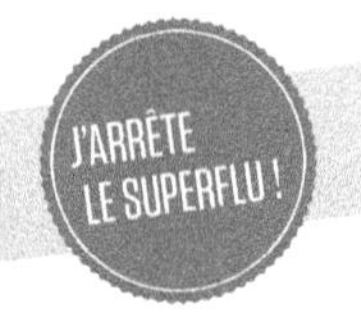

- Pourquoi, selon vous, vous êtes-vous (ou non) rapproché de votre objectif ?

....

....

....

....

- Que pourriez-vous faire pour vous rapprocher plus encore de votre objectif, et quand ?

....

....

....

....

- Remplissez la roue des domaines de vie ci-dessous.

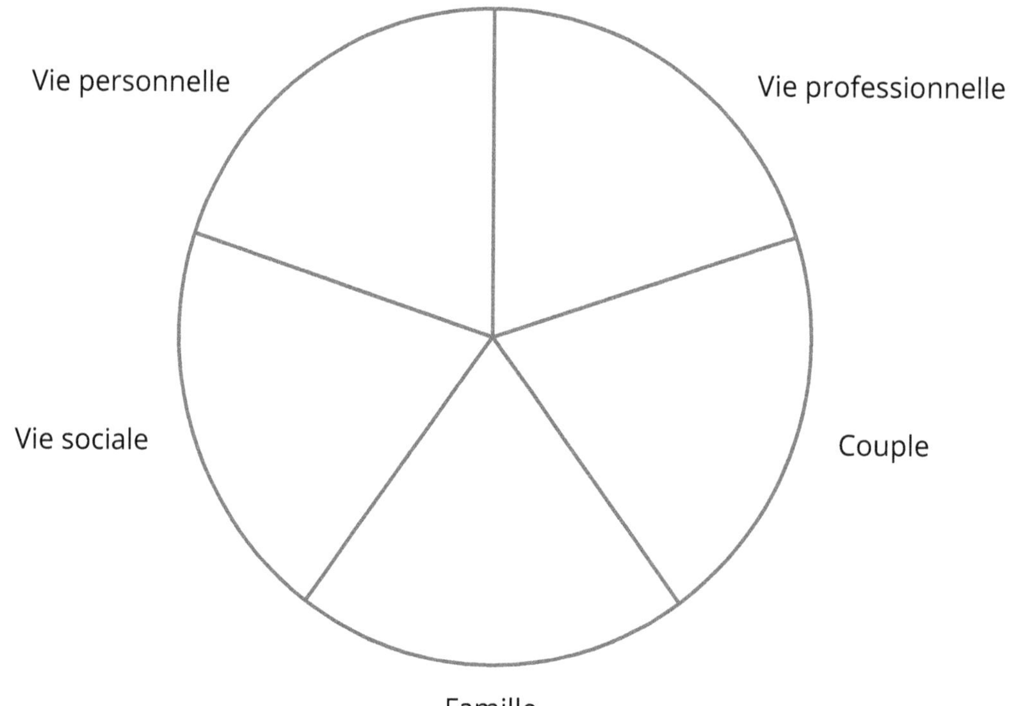

- À présent, reprenez la roue que vous avez remplie au Jour 2 (voir p. 19) et comparez-les. Y a-t-il des différences ? Si oui, lesquelles ?

. . . .

. . . .

. . . .

- Reprenez la roue idéale que vous avez remplie au Jour 2 (voir p. 20) et comparez-la avec votre roue actuelle. Sont-elles similaires ou encore très différentes ?

. . . .

. . . .

. . . .

- Que pourriez-vous faire pour les rendre semblables ? Que pourriez-vous mettre en place et quand ?

. . . .

. . . .

. . . .

- Maintenant, reprenez votre tableau des parasites remplis au Jour 2 (voir p. 22). La liste correspond-elle encore à votre ressenti aujourd'hui ? Observez-vous la disparition de certains parasites ? Identifiez-vous de nouveaux parasites ? Mettez à jour le tableau en conséquence.

. . . .

. . . .

. . . .

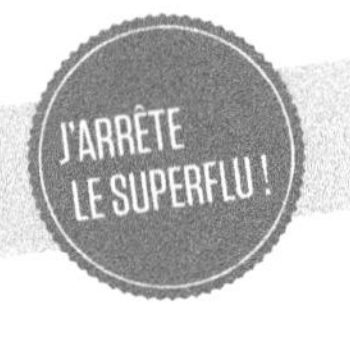

- Quelles actions pourriez-vous mettre en place pour barrer certains parasites ? Quand comptez-vous les mettre en place ?

. . . .

. . . .

. . . .

Vos limites

- Avez-vous été en mesure de poser vos limites ? Si oui, dans quels cas de figure ? N'oubliez aucune réussite !

. . . .

. . . .

. . . .

- Quelles limites aimeriez-vous poser à présent ? Comment pourriez-vous le faire, et quand ?

. . . .

. . . .

. . . .

Votre temps

- Qu'avez-vous réussi à mettre en place pour gagner du temps ?

. . . .

. . . .

. . . .

- Vous êtes-vous déconnecté ?

. . . .

. . . .

. . . .

- Avez-vous regroupé des actions ?

. . . .

. . . .

. . . .

- Avez-vous réussi à mieux prioriser vos tâches et à en déléguer ?

. . . .

. . . .

. . . .

- Qu'aimeriez-vous faire à présent ? Comment comptez-vous vous y prendre et quand allez-vous passer à l'action ?

. . . .

. . . .

. . . .

- Quels rituels avez-vous mis en place au Jour 7 (voir p. 54) et à quel point avez-vous réussi à les intégrer à votre vie ?

. . . .

. . . .

. . . .

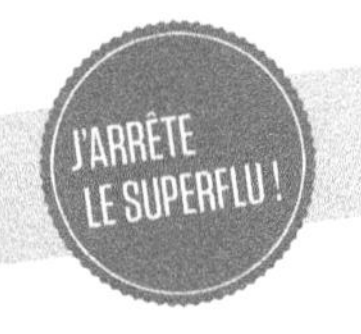

- Quels nouveaux rituels souhaiteriez-vous intégrer à votre vie, et quand ?

. . . .

. . . .

. . . .

Vos biens

- Quelles zones avez-vous réussi à désencombrer ?

. . . .

. . . .

. . . .

- Cela vous a-t-il semblé facile ? Pour quelles raisons ?

. . . .

. . . .

. . . .

- Comment pourriez-vous faire en sorte de vous rendre la tâche plus facile ?

. . . .

. . . .

. . . .

- Quelles zones vous reste-t-il à désencombrer ? Comment et quand allez-vous vous y attaquer ?

. . . .

. . . .

. . . .

Votre ressenti global

- Que vous a apporté de positif tout ce que vous avez fait jusqu'ici (citez au moins trois choses) ?

. . . .

. . . .

. . . .

- Comment vous sentez-vous ?

. . . .

. . . .

. . . .

Après le programme

- Quel est votre objectif (il peut s'agir de celui identifié au début du programme, ou d'une version revisitée) ?

. . . .

. . . .

. . . .

- Que vous engagez-vous à faire pour y parvenir ?

. . . .

. . . .

. . . .

- Enfin, rédigez un nouveau contrat envers vous-même.

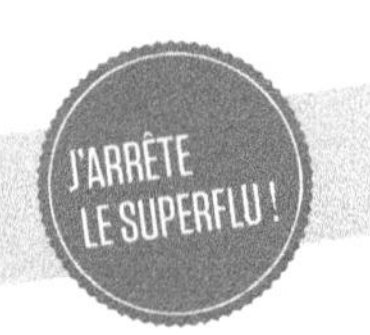

....

....

....

N'oubliez pas de garder ce bilan à portée de vue. Il vous permettra de vous recentrer lorsque cela sera nécessaire !

Conclusion

Quelle que soit la vitesse à laquelle vous avancez vers votre objectif, gardez à l'esprit que le plus important est le chemin. Si vous devez prendre plus de temps que vous ne l'aviez imaginé, qu'il en soit ainsi ! Profitez de cette occasion pour savourer chaque étape du processus, et si vous en ressentez le besoin, n'hésitez pas à le parcourir accompagné d'un ami pour entretenir votre motivation.

Dans tous les cas, célébrez vos réussites, petites ou grandes. Vous le méritez !

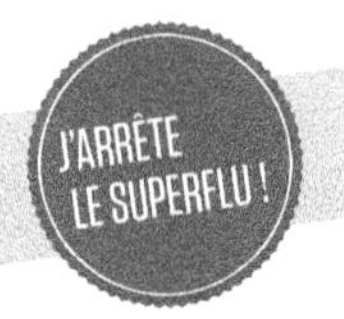

MON CARNET DE BORD

Semaine 1

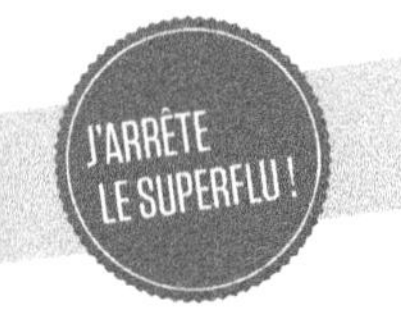

Semaine 2

Semaine 3

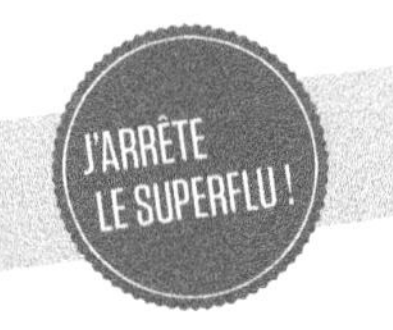

Bilan

....

....

....

....

....

....

....

....

....

....

....

....

....

....

....

....

....

....

INDEX des exercices

Table des matières

La collection qui tient ses promesses !

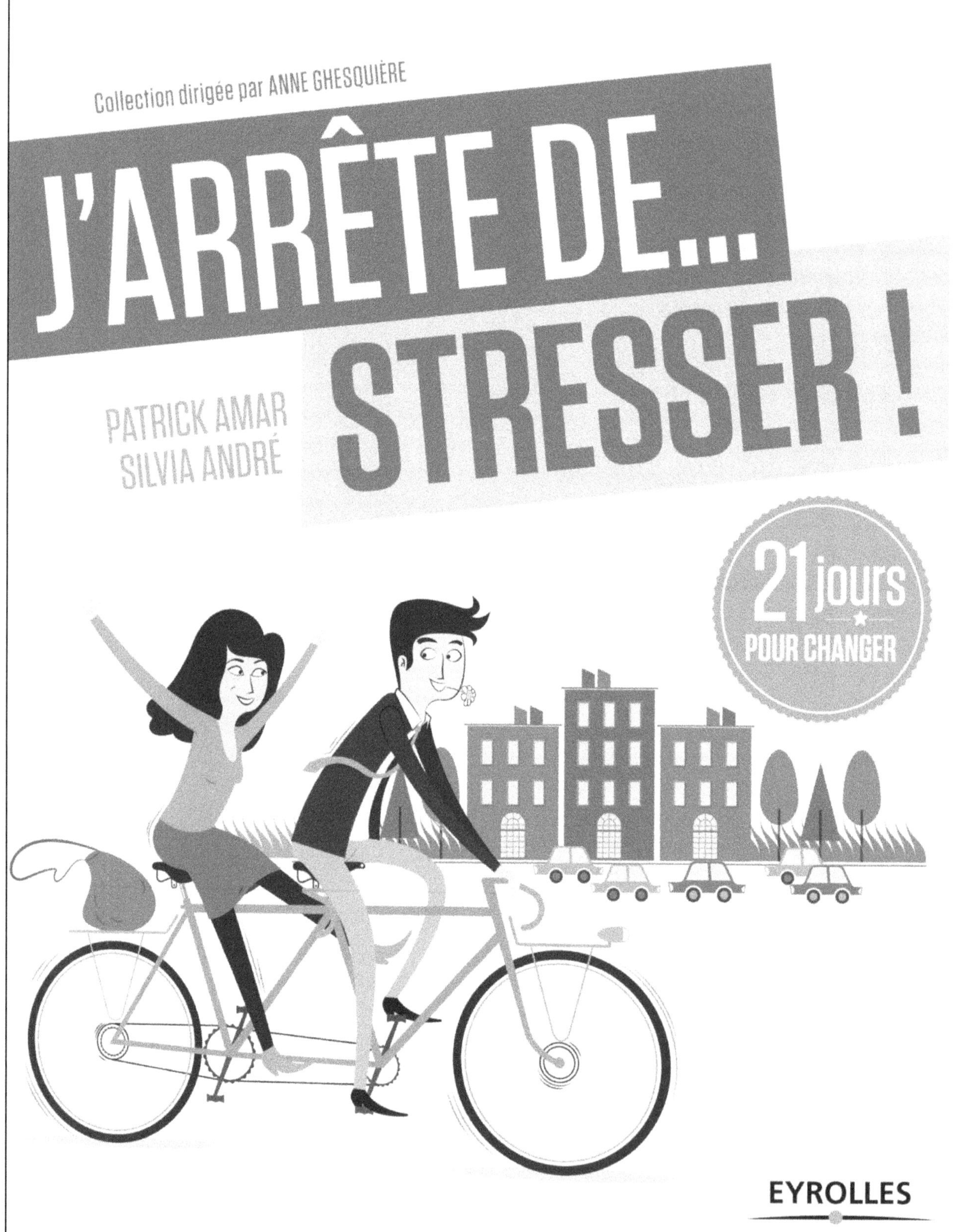

Collection dirigée par ANNE GHESQUIÈRE

J'ARRÊTE DE RÂLER SUR MES ENFANTS
{ et mon conjoint }

CHRISTINE LEWICKI
FLORENCE LEROY

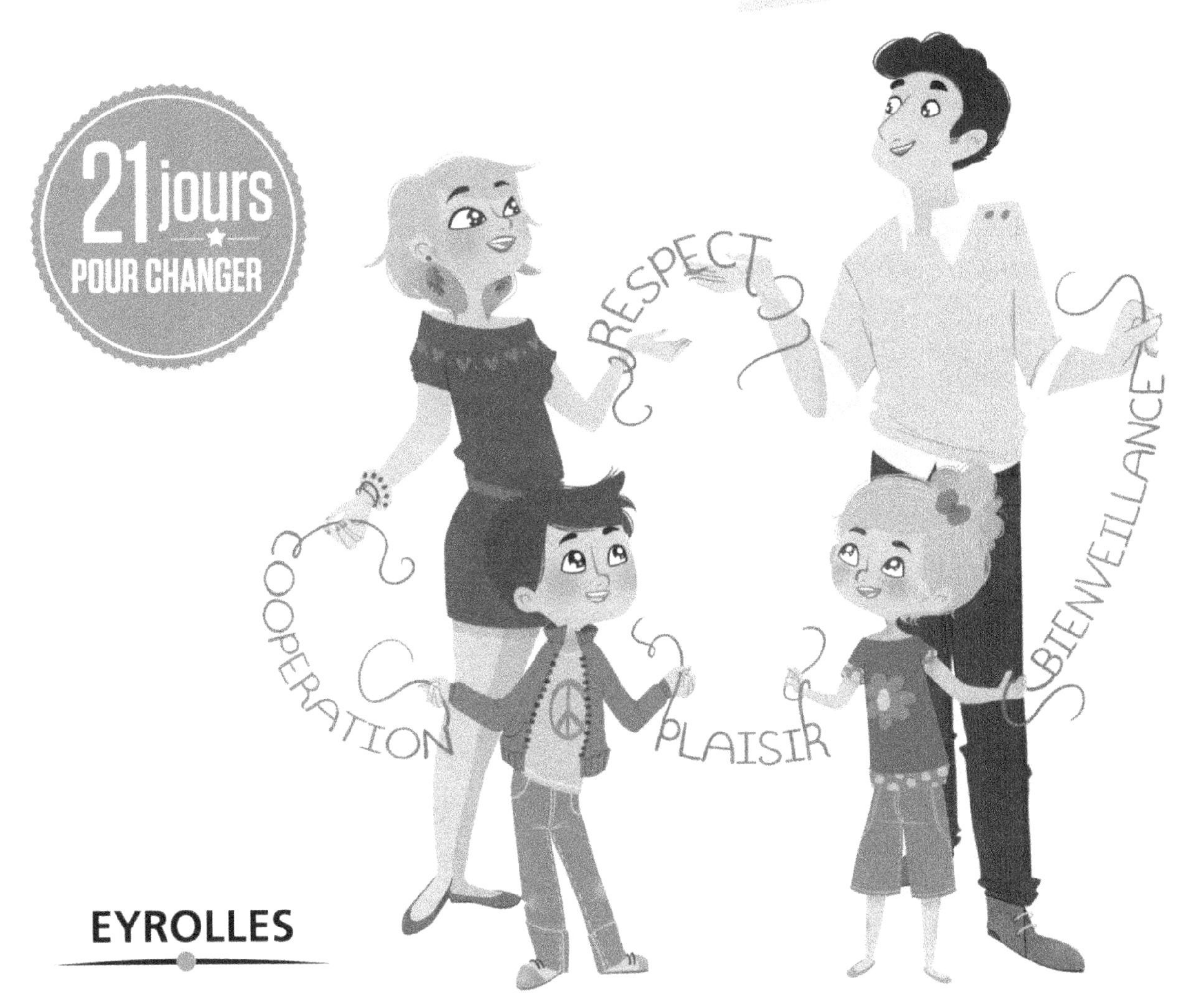

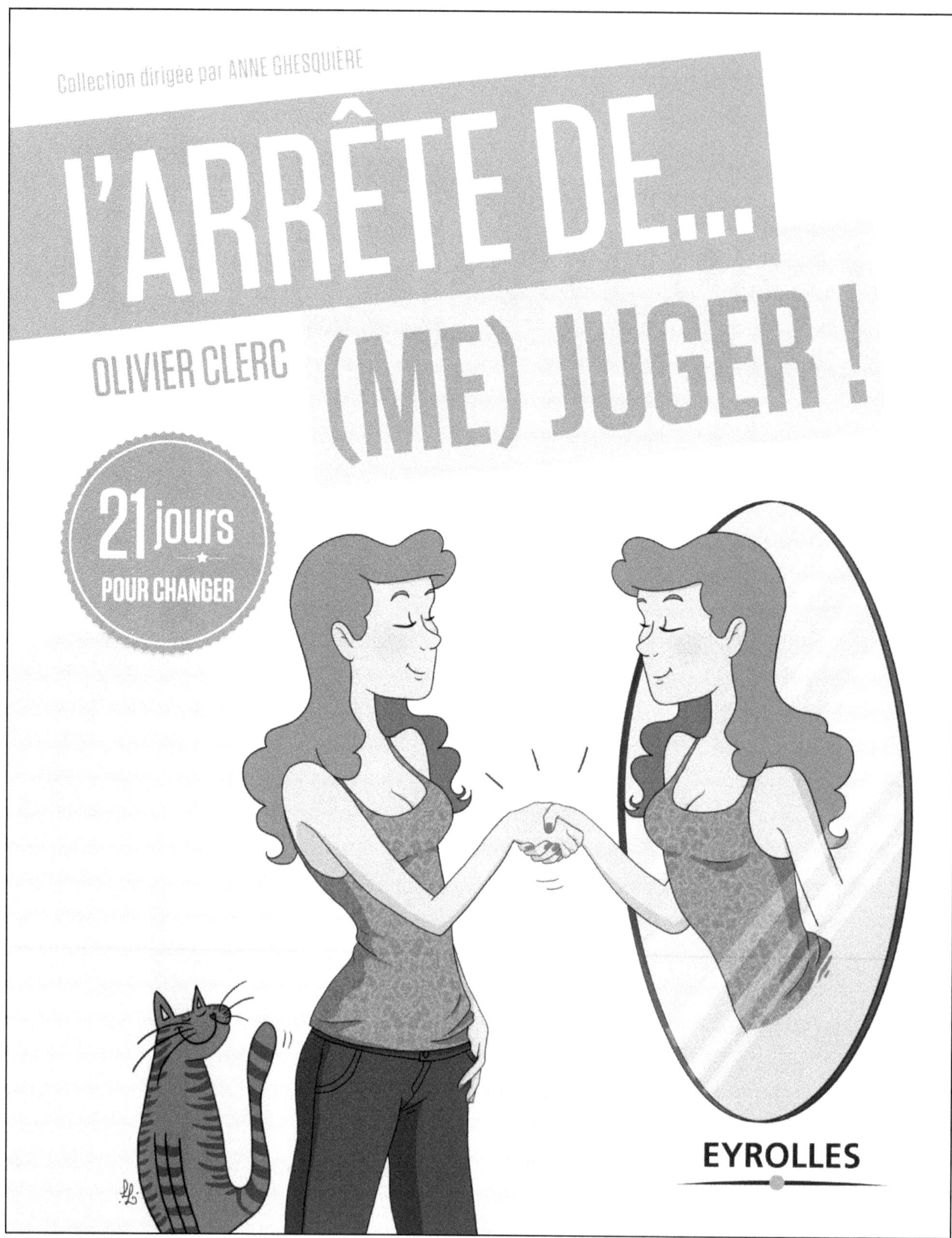

N° éditeur : ????
Dépôt légal : Décembre 2013
Achevé d'imprimer, en France, par XXXX

www.ingramcontent.com/pod-product-compliance
Ingram Content Group UK Ltd.
Pitfield, Milton Keynes, MK11 3LW, UK
UKHW051623230726
13924UKWH00013BA/2259